Blumenbar

Das Buch

Viele Hundert Phobien zählen zum Repertoire moderner Gesellschaften. Darunter befinden sich so allgemein vertraute Ängste wie Höhenangst genauso wie die auf den ersten Blick absurd anmutende Angst, Luft zu verschlucken. Der renommierte Psychoanalytiker Wolfgang Schmidbauer unternimmt im *Buch der Ängste* einen Streifzug durch die Welt der Phobien: von A wie Ablutophobia bis Z wie Zeusophobie. So entsteht ein aktuelles Zeitporträt, verbunden mit der Erkenntnis, dass jede Phobie einen Sinn hat – und der Vielfalt jenen Grundgefühls namens Angst zu verdanken ist, das genauso zum Leben gehört wie Mut.

Der Autor

Wolfgang Schmidbauer studierte Psychologie, Pädagogik, Kulturanthropologie und Psychopathologie. Tätigkeit als freier Schriftsteller in Deutschland und Italien. Ausbildung zum Psychoanalytiker. Gegenwärtig Lehranalytiker in München. Rund vierzig Buchveröffentlichungen, sowohl Sachtexte wie Erzählungen. Zwei Bestseller. Übersetzungen in neun Sprachen. Eine kleine Auswahl: *Die hilflosen Helfer*; *Die Angst vor Nähe*; *Eine Kindheit in Niederbayern*; *Die Kentaurin. Persönlichkeit und Menschenführung.* Zuletzt erschien 2007 *Das Mobbing in der Liebe*.

Wolfgang Schmidbauer

Das Buch der Ängste

Herausgegeben
von Blumenbar

Blumenbar Verlag

Inhalt

Vorwort

Ob eine Maus, ein harmloses Bakterium oder das gewöhnliche Knie eines Mitmenschen – es gibt anscheinend nichts, wovor man sich nicht fürchten könnte. Beleg dafür sind die zahlreichen Listen von Ängsten und Phobien, die seit einiger Zeit insbesondere im Internet veröffentlicht werden. Die umfangreichste und bekannteste ist die Phobienliste des Amerikaners Fredd Culbertson, der aus privater Leidenschaft Begriffe anhand klinischer Berichte und wissenschaftlicher Publikationen zu sammeln begann, und dessen Liste bereits über fünfhundert Phobien umfasst. Eine vollständige Liste wird es nie geben. Täglich kommen neue Ängste hinzu. Und doch gilt für die Mehrzahl, dass jeder sie kennt – oder zumindest bis zu einem gewissen Grad nachempfinden kann.

Der renommierte Psychoanalytiker und Publizist Wolfgang Schmidbauer hat für das vorliegende Buch eine Auswahl derzeit bekannter Phobien beschrieben, bewertet und kommentiert. Nicht zuletzt aufgrund seiner jahrzehntelangen Praxis als Analytiker und Gruppentherapeut ist ihm damit ein eindrucksvolles Panoptikum eines zentralen menschlichen Gefühls gelungen.

Im Verlauf seiner Arbeit an diesem Buch, dessen Erscheinen sich verzögerte, bekam es Schmidbauer kurzzeitig selbst mit der Angst zu tun. Er fragte nach, ob es Anlass gebe, eine bislang noch unbekannte Angst namens *Incompletophobie* zu entwickeln – die Angst, dass ein Projekt auf der Strecke bleibt. Sie war zum Glück unbegründet.

Das Buch der Ängste ist hoffentlich genauso informativ wie unterhaltsam. Es ist Lexikon und Lesebuch in einem. Nicht zuletzt ist es ein Zeitdokument: Die Kultur des 21. Jahrhunderts ist auch eine Kultur der Angst; der Angst, an hohen Ansprüchen zu scheitern, wie auch der Angst, den realen oder vermeintlichen Bedrohungen der Gegenwart nicht gewachsen zu sein.

»Ich liebe/ und habe eine Freude/ und eine Angst/ daß du Liebe verlangst«, heißt es in einem Gedicht von Wolf Wondratschek. Wenn dieses Buch dazu anregt, Ängste – und nicht nur die eigenen – besser zu verstehen, hat es seinen Zweck bereits erfüllt.

Wolfgang Farkas, Blumenbar

Die List der Angst und eine Liste der Ängste

Eine psychologische Skizze von Angst, Panik und Phobie

Es gibt kein Gefühl, das so viele Gestalten annehmen kann wie die Angst. Sie maskiert sich als Schmerz, tritt bald als körperliche Störung auf, bald als rätselhafte Einschränkung, als Hemmung oder Vermeidung. Sie organisiert sich in jeder Kultur und auf jeder sozialen Stufe neu: Die Angst vor Armut plagt den Millionär vielleicht sogar mehr als den Habenichts.

Eine Liste der Ängste ist sicher zweierlei: ein Versuch, Ängste durch Namensgebung zu bannen – und ein Ausdruck des Listenreichtums der Angst. Wenn eine solche Liste hier kommentiert wird, hat das ebenfalls einen Doppelaspekt: die Freude an der literarischen Darstellung und die Herausforderung, sich im Labyrinth unserer Ängste auf eine Spurensuche zu begeben. Es mag ein Trost sein, über die eine oder andere bizarre Phobie zu staunen – wie auch, sich nicht allein zu fühlen mit der eigenen, bisher verheimlichten, sondern Begleiter zu haben, erklärende Hinweise.

Als Sigmund Freud seine erste Theorie der menschlichen Psyche entwarf, unterschied er »Sexualtriebe« und »Ichtriebe«; die ersten seien auf die Erhaltung der Art gerichtet, die zweiten auf die Bewahrung des Individuums. In diesem Zusammenhang zitiert Freud einen Vers aus dem Gedicht Friedrich von Schillers über die Weltweisen:

Einstweilen, bis den Bau der Welt
Philosophie zusammenhält,
Erhält sie das Getriebe
Durch Hunger und durch Liebe!

Kann aber »Hunger« das Wesen der Ichtriebe erfassen? Ist die Angst nicht eine noch wichtigere Urmacht, die als Angst vor dem Hunger, als Angst vor dem Liebesverlust das Getriebe unseres Lebens erhält?

Die Schule der russischen Behavioristen (Pawlow) wie auch der amerikanischen (Watson, Skinner) hat innerhalb dieser Zweiteilung Liebe durch Lust und Hunger durch Schmerz ersetzt. Organismen, der Mensch eingeschlossen, suchen Schmerz zu vermeiden und Lust zu gewinnen.

Angst kommt in diesen Überlegungen nicht vor. Sie ist vieldeutig, weil sie sehr viel Schmerz auslöst, solange sie ihr Opfer plagt, anderseits auch große Lust beschert, wenn sie überwunden ist. Wer sich an die ersten Erfahrungen mit dem anderen Geschlecht erinnert, wird mir zustimmen, dass diese ebenso sehr durch Angst bestimmt sind wie durch Lust – Angst zu versagen, zurückgewiesen zu werden, Lust durch den Triumph über diese Hindernisse ebenso wie durch erotische Interaktion.

Angstkranke nun, die berüchtigte Schmerzen (wie einen Herzinfarkt) durchlitten haben, berichten nicht selten, diese seien längst nicht so qualvoll wie eine Panikattacke. Hier gehen subjektive und objektive Merkmale am weitesten auseinander: Während der nach organischen Symptomen suchende Arzt »nichts« findet und dem Angstkranken versichert, mit seinem Herzen, seiner Lunge, seinem Darm sei alles in Ordnung, fühlt sich der Angstkranke mehr gepeinigt als durch einen fassbaren körperlichen Schaden.

* * *

In der Welt der Jäger, auf die unsere Erbanlagen einst ausgerichtet waren, sind Flucht und Kampf reale Optionen. Flucht und Kampf sind reale Optionen. Der kranke Löwe ist Beute, der gesunde löst Fluchtreflexe aus; der zornige Bruder einer Geliebten bedeutet Gefahr, woraufhin der besonnene Jäger sich zurückzieht. Die in der aufsehenerregenden Publikation *Man the Hunter* (Chicago, 1968) von Richard B. Lee und Irven DeVore zusammengetragenen Ergebnisse sprechen eine deutliche Sprache: Organisierte Kriege und vom Menschen erzeugte Umweltgefahren waren in der Welt der altsteinzeitlichen Jäger und Sammlerinnen nicht vorgesehen; Konflikte wurden vorwiegend durch vorübergehende Trennung gelöst; flexible Gruppen waren wichtig, um die Jagd- und Sammelmöglichkeiten zu optimieren.

Vor der Außenwelt durch Mauern geschützt, von wilden Tieren unbehelligt, wehrhaft, wohl organisiert, kann die moderne Stadt dagegen nur unter einer Bedingung stabil sein. Sie muss den Menschen dazu bewegen, innere Mauern gegen die primitiven Beutegelüste zu errichten. Gleichzeitig muss sie den Menschen daran hindern davonzulaufen, sobald er fürchtet, nicht Beute zu machen, sondern selbst Beute zu werden.

So ist mit dem Eigentum an Grund und Boden, an Werkzeug und Vorräten eine neue Angst in die Welt gekommen: zu verlieren, was man erworben hat. Ein Pygmäe, der einen Elefanten erbeutet hat, wäre dumm, ihn nicht mit allen aus seiner Sippe zu teilen, ja mit jedem, der vorbeikommt. Wenn er die Beute verstecken und horten wollte, wie der Bauer sein Getreide, das er als Vorrat im Winter und als Saatgut im Frühling braucht, wäre er kein reicher, sondern ein verachteter Pygmäe. Das Fleisch würde verfaulen.

Der Bauer hingegen blickt auf einen gefüllten Speicher – gar auf einen, der größer ist als der seiner Nachbarn – mit zwei Gefühlen: mit dem Stolz, dass er ihn sich erarbeitet hat, und mit der Angst, dass jemand kommen und ihn berauben könnte. Der Jäger, der morgens mit knurrendem Magen erwacht, orientiert sich am Hunger; der Städter, der sich satt gegessen hat, orientiert sich an seiner Angst: Hat er genügend vorgesorgt? Kann er die Steuern bezahlen? Wenn er ehrlich ist, fürchtet er sich vor Betrügern; ist er selbst Betrüger, fürchtet er sich vor der Aufdeckung seines Betrugs und vor Strafe.

So wachsen die chronischen Angstspannungen, die nicht mehr abgeführt werden können. Je mehr ein Gemeinwesen wächst, desto wichtiger werden die Einschränkungen, welche sich gegen die Triebe richten, und desto mächtiger, vielgestaltiger, listenreicher wird auch die Angst.

Der moderne Mensch fürchtet sich vor allem, seine Selbstachtung, seine Geltung zu verlieren. Materielle und erotische Befriedigung spielen hier eine wichtige, oft aber eher symbolische Rolle: Die materielle Ausrüstung des Konsumenten ist so reich, dass er sie niemals in allen ihren Angeboten nutzen und genießen kann. Dennoch braucht er sie, weil Einschränkung Verlust symbolisiert.

Hier wird die Wurzel des gegenwärtigen Angst-Paradoxons freigelegt. Rein rechnerisch ist leicht zu erkennen, dass die heutige Konsumgesellschaft extrem instabil ist, weil sie – Variante USA – bis zu sechsmal mehr Energie und Rohstoffe verbraucht, als sie regenerativ gewinnen kann. Aber obwohl gegenwärtig mehr als die Hälfte der deutschen Bevölkerung Angst vor der Zukunft hat, ist die Bereitschaft gering, auf Konsumgewohnheiten und Privilegien zu verzichten, welche notwendig wäre, um etwa die Klimakatastrophe noch abzuwenden. Das liegt daran, dass die näherliegende, sinnlich fassbare Angst vor Einschränkungen eines lieb gewordenen Konsumniveaus schwerer wiegt als die vage Angst vor künftigem Unheil.

Solche Ängste abzuwehren sind wir gewohnt. So sagt uns der Verstand, dass wir irgendwann alt sind und uns hilflos dem Tod nähern werden. Doch das plagt den gesunden Menschen wenig und hindert ihn nicht, den Augenblick genießen zu wollen. Die Redensart »Nach uns die Sintflut!« ist keine Perversion von Dekadenten, sondern täglich eingeübte Praxis im Zuge der Angstabwehr.

* * *

Wir können uns die Angstverarbeitung ähnlich vorstellen wie die reinigende und entgiftende Funktion innerer Organe, etwa der Leber oder der Niere. Solange sie gesund sind, können sie eine bestimmte Menge an Stoffen abbauen und neutralisieren, welche sonst für den Organismus gefährlich würden.

Werden sie aber massiv überlastet, können sie nur noch einen Bruchteil dessen verarbeiten, was sie früher ohne Probleme bewältigt haben. Wer eine gesunde Leber hat, isst den Gänsebraten ohne Schaden; wer nicht gesund ist, dem ist schon ein Löffelchen Schmalz zu viel. Ganz ähnlich kann eine normal funktionierende Psyche viele Ängste abwehren; eine überlastete und traumatisierte erträgt nicht mehr die kleinste Belastung, ohne den Betroffenen in Aufregung zu versetzen.

In einer weltlich geprägten Gesellschaft fürchten sich die Menschen nicht mehr vor Gott, sondern vor Krankheiten, vor Scham und vor ihren Mitmenschen. Moderne

Angstkranke fühlen sich ausgeliefert, ohne eine Gefahr genau fassen zu können. Sie werden dadurch rastlos und nervös, reagieren reizbar, unkonzentriert, schränken sich ein, riskieren nichts mehr. Sie vergessen viel und können sich über nichts freuen. Chronische Angst führt oft zu Depressionen. Ebenso vielfältig wie die seelischen sind die körperlichen Begleiterscheinungen (Äquivalente) der Angst. Sie verschlüsselt sich in verminderter Speichelsekretion mit Mundtrockenheit, in Zähneknirschen, besonders im Schlaf, Ohrensausen (Tinnitus), gepresster oder zitternder Stimme. Dazu kommen Wahrnehmungsstörungen (Flimmern, Röhrensehen), Blasenstörungen, die eine Entzündung imitieren können, und Störungen des Körpergefühls mit Schwindelanfällen bis zur Unfähigkeit, noch einen Schritt zu tun, die in extremen Fällen den Angstkranken in den Rollstuhl zwingt.

Angst in Form von Herzbeschwerden jeglicher Art hat früher dazu geführt, von einer »Herzneurose« zu sprechen. Die Symptome sind Enge- oder Beklemmungsgefühle, Herzdruck, Herzklopfen, Herzstolpern oder Herzstechen. Eine organische Ursache lässt sich meist nicht finden.

Auch als Atemstörung kann sich Angst bemerkbar machen, als Gefühl, nicht durchatmen zu können, keine Luft zu bekommen, als Würgen im Hals. Die Ärzte der Antike sprachen vom »Globus hysterikus«, einem imaginären Kloß im Hals, den Angstkranke nicht hinunterschlucken können.

Auch unsere Haut ist ein Organ der Angst: Während Gänsehaut und Kälteschauer eher harmlos sind, können massive Schweißausbrüche äußerst lästig werden und – ebenso wie plötzliches Erröten – zum Anlass für ein lebensbehinderndes Vermeidungsverhalten werden. Das gilt auch für Blasen- oder Darmsymptome, die etwa dazu führen, dass Angstkranke nicht ins Kino gehen und nicht verreisen.

Der Alarmmodus der Angst führt zu Appetitlosigkeit und Erbrechen, während Anfälle von Heißhunger eher ein Mittel darstellen, die Angst zu kompensieren. Die berühmten »Schmetterlinge im Bauch« können sich zu veritablen Ungeheuern auswachsen, zu Krämpfen, Übelkeit, Schmerzen nach den Mahlzeiten.

Angst mindert die sexuelle Potenz. In einer Gegenreaktion wird zugleich die Sehnsucht nach der Selbstvergessenheit, Geborgenheit und Nähe im Sexualakt gesteigert. Das führt bei Angstkranken zu suchtartiger Intensivierung des sexuellen Verlangens ohne wirkliche Lösung und Befriedigung.

Sehr häufig sind bei Angstkranken Ein- und Durchschlafstörungen. Sie schrecken aus dem Schlaf und erwachen früh, ohne wieder in den Schlaf zurückzufinden. Schlaflosigkeit weckt Ängste, durch Schlafmangel leistungsunfähig zu werden; gesteigerte Angst verhindert den Schlaf.

Ein weiterer Teufelskreis betrifft die Muskulatur: Die Angst erhöht den Tonus (also die allgemeine Muskelspannung). Dadurch entstehen Schmerzen, die wiederum die Angst steigern. Gelenke und Wirbelsäule werden durch eine dauerhaft erhöhte Muskelspannung überlastet; Knorpelschäden sind die Folge.

Viele Betroffene bekämpfen ihre Angst durch körperliche Übung wie Laufen, Schwimmen, Muskeltraining. Manchmal kommen sie erst in Behandlung, wenn ihr Organismus dadurch so geschädigt wurde, dass diese Möglichkeit der Kompensation nicht mehr gegeben ist. Ich habe einmal eine 25-jährige Angstpatientin behandelt, die schwere Gelenkschäden aufwies, weil sie exzessiv im Kraftraum trainierte.

* * *

Wenn sich Angst zu einem Zustand hilfloser Erregung mit Herzklopfen, Schwindel, Atemnot, Ohnmachtsgefühlen und intensiver Unlust steigert, sprechen wir von Panik. Furcht nennen wir demgegenüber eine auf bestimmte Bedrohungen bezogene Reaktion, die mit dem vernünftigen Ich viel eher versöhnt werden kann als die Angst.

Ich fürchte mich vor dem Klassenkameraden, der sich im Raufen als überlegen erwiesen hat und gehe ihm aus dem Weg. Ich fürchte mich vor einer Giftschlange. Wenn ich aber auf den Anblick einer harmlosen Blindschleiche mit heftiger Angst reagiere, leide ich an einer Phobie, einer an bestimmte Reize oder Fantasien gebundenen Angstreaktion. Sie erscheint mir selbst sinnlos und unerwünscht, aber die Angst ist so heftig und schmerzhaft, dass ich versuche, möglichst wenig dorthin zu gehen, wo mir Blindschleichen begegnen könnten.

Kleine Angstspannungen – »Lampenfieber« – steigern die seelische und körperliche Leistungsfähigkeit; heftige Angst hingegen blockiert die geistige Konzentration, lähmt die Bewegungen und engt die Wahrnehmung ein. Während die normale Angst vor einer wichtigen Situation, deren Gelingen intensiv gewünscht wird, im Erleben der ersten erfolgreichen Schritte verschwindet, bleibt die neurotische Angst bestehen und lähmt die geistige Leistung.

Kleine Kinder reagieren auf ein schmerzhaftes Erlebnis – etwa einen Unfall, der einen Krankenhausaufenthalt notwendig macht – mit einer Regression auf ängstliches Verhalten. Während sie bisher schon zu Hause allein spielten, wenn die Mutter einkaufen ging, weinen sie jetzt heftig, wenn die Mutter sie nicht mitnimmt; sie »hängen am Rockzipfel«.

Die Erklärung dafür ist, dass sie ihre Fantasie von einem verlässlichen, stabilen Bezug zur Mutter (ihrem »inneren Objekt«) verloren haben. Ihre Angst sagt ihnen, dass sie jetzt die reale Mutter verlieren könnten, wenn sie diese nicht ständig unter Kontrolle haben. Nach diesem Modell verwandeln sich die sogenannten »frei flottierenden Ängste« in verständliche Attacken von Panik, die scheinbar durch keinen Anlass gerechtfertigt sind.

Diese Angst entfaltet sich als Reaktion auf den drohenden Verlust des inneren Objekts, der ebenso »gefährlich« ist wie die Situation eines kleinen Kindes, das die Mutter sucht und nicht findet. Die Analyse solcher Panikanfälle zeigt häufig unbewusste Trennungswünsche oder unbewusste Aggressionen gegen eine Person, von der sich ein Betroffener abhängig fühlt. Wenn es gelingt, diese Ambivalenz zu bearbeiten, verschwinden auch die Panikanfälle.

Die meisten Menschen haben keine Schwierigkeit zu balancieren, würden sich aber weigern, ungesichert einen Abgrund zu überqueren. Solche Ängste zu wecken, ohne einen Gesundheitsschaden zu riskieren, macht den Reiz von modernen Risikosportarten wie Fallschirmspringen, Gleitschirmfliegen oder Bungee-Springen aus.

Krankhafte Höhenangst kann dazu führen, dass die Bewegungsfähigkeit stark eingeschränkt ist, weil keine Brücke überquert werden kann, offene Treppenhäuser gemieden werden und Flugreisen unmöglich sind. Narzissmusforscher vermuten, dass diese Phobie mit einer urtümlichen Flugfantasie zusammenhängt, die mithilfe der Angst abgewehrt wird. Das würde erklären, weshalb sich Höhenängstliche von dem Abgrund auch angezogen fühlen. Goethe berichtet, dass er seine eigene Angst überwand, indem er auf einen Turm stieg und dort in schwindelnder Höhe so lange ausharrte, bis er sich beruhigt und gewissermaßen gegen die Angst immunisiert hatte. In der modernen Therapie wird diese Szene als Vorwegnahme einer »Angstüberflutung« zitiert, durch die sich der Kranke gegen seine eigene Angstbereitschaft wappnet.

Während das Opfer einer Panikattacke nur an seiner Angst leidet, aber nicht weiß, wovor es sich fürchtet, sind die an einer Phobie Erkrankten in der Lage, eine Angstquelle anzugeben. Was sie dann plagt, ist die Tatsache, dass ihre Angst stärker ist als ihre Vernunft. Sie wissen, dass es nicht gefährlich ist, in einem Aufzug zu fahren, die U-Bahn zu besteigen, einen Platz zu überqueren oder eine Spinne vom Küchenboden zu kehren. Dennoch reagieren sie auf die Forderung, sich diesen Situationen zu stellen, mit Angst und suchen diese zu vermeiden.

Man unterscheidet Phobien, die sich auf Objekte richten, die allgemein als ungefährlich gelten, von abnorm starken Ängsten vor Situationen, die auch bei normalen Personen einen schwächeren Grad von Furcht auslösen, zum Beispiel der Behandlung beim Zahnarzt oder einer Operation unter Narkose.

Häufig entstehen Phobien, wenn ein Kind von den Eltern daran gehindert wird, sich selbstständig mit der Umwelt auseinanderzusetzen. Sie hindern es daran, mit jenen Situationen, die es allein bewältigen kann, auch allein fertig zu werden, nehmen ihm entweder zu viel ab oder treiben es durch Überforderung in die Resignation. Die betreffenden Personen suchen dann später in der Außenwelt Dinge und Personen, die sie steuern. Die gefürchtete Situation lenkt sie ebenso wie die Person, an die sie sich klammern, um der Angst zu entgehen.

Freud hat bei Phobien ein »aktives Vorgehen« in der Behandlung empfohlen. Ein Patient, der zunächst nur mit einer Begleitperson den Weg in die Analyse wagt, wird dazu angehalten, alleine zu kommen; ein Student, der Prüfungen aus dem Weg geht, soll in das Examen gehen, auch wenn er überzeugt ist, keine Zeile zu Papier zu bringen und elend durchzufallen.

Jede Vermeidung verstärkt die Angst; die Kunst des Therapeuten liegt darin, mit dem Patienten realistische Wege zu finden, die Angst erträglich zu machen. So lernt der Kranke allmählich, sie auszuhalten und sich so gestärkt daranzuwagen, die nächsten mit Angst besetzten Aufgaben anzugehen.

Die Betrachtung der Phobie lehrt, dass nicht die Angst krankhaft ist, sondern die Vermeidung, welche das handelnde Ich lähmt und die Entwicklung blockiert. Wer gelernt hat, trotz seiner Ängste handlungsfähig zu bleiben, hat einen normalen Zustand erreicht; wer auf ein Leben jenseits der Angst, auf eine Existenz ohne Schmerz und Verlust wartet, bleibt Gefangener seiner Ängste.

Wolfgang Schmidbauer

A–Z

Ablutophobie

Angst, sich zu waschen oder zu baden

lat. abluere »abwaschen, abspülen«

Wo Wasser knapp ist, in den Wüsten und Polarregionen, befeuchten sich die Menschen vor allem von innen. Im zivilisierten Europa dagegen fühlen sich die meisten schmutzig, wenn sie sich nicht täglich reinigen. Die Angst, gewaschen oder gebadet zu werden, ist deshalb ein gutes Beispiel für die Kulturabhängigkeit von Ängsten. In unseren Breiten plagt sie Erwachsene angesichts trotzender Kinder oder im Zuge der Aufgabe, Mitmenschen auf schlechten Körpergeruch hinzuweisen. Hintergrund der Ablutophobie kann eine narzisstische Angst vor Beeinträchtigung des Körpers sein, dem der eigene Dreck heilig ist. Wo nun Wasser selbst dreckig oder gar verseucht ist, wird es weise sein, darauf zu verzichten; in gewissem Maße auch in einer Zukunft, in der Wasser vielleicht zum kostbarsten aller Rohstoffe wird.

Achlyophobie

Angst vor Dunkelheit

gr. ἀχλύς (achlýs) »Dunkel, Finsternis, Nebel«

[Lygophobie gr. λύγη (lýgē) »Dämmerung, Schatten, Dunkel, Finsternis«, Skotophobie gr. σκότος (skótos) »Dunkel, Dunkelheit, Finsternis«]

Die Angst vor Dunkelheit gehört zum Menschen, weil er sich vorwiegend mit Hilfe seiner Augen orientiert und sich nicht mehr vor unangenehmen Überraschungen sicher weiß, wenn er Dinge nicht bereits aus gutem Abstand erkennen kann. Häufig steigert die Dunkelheit eine sonst unterschwellige Angst vor dem Alleinsein; es gibt Personen, die es tagsüber gut in einer einsamen Berghütte aushalten, dort aber niemals übernachten würden.

Aerophobie

Angst vor Luft

gr. ἀήρ (aḗr) »Luft«

Angst vor Luft – vor Zugluft, vor Luftschlucken, vor Schadstoffen in der Luft. Eine Umweltangst, von den Medien verstärkt und in gemäßigten Breiten zu Hause. In den Tropen sind luftige Plätze im Haus oder in einem Fahrzeug besonders begehrt. Im gemäßigten Klima fürchten wir uns vor einer Erkältung. Da Luft unsichtbar ist, kann sie auch unsichtbare und daher besonders bedrohliche Gefahren mit sich bringen – giftige Gase, Ausdünstungen einer Mülldeponie. Da wir ohne Luft nicht leben können, ist Giftgas eine Waffe, die mit existenziellen Ängsten verknüpft ist: Um nicht zu ersticken, muss das Opfer sich vergiften.

Agoraphobie

Angst vor offenen Plätzen

gr. ἀγορά (agorá) »Versammlung, Versammlungsplatz, Markt«

Der deutsche Begriff »Platzangst« ignoriert den sozialen Aspekt, dass auf der Agora (dem Marktplatz) gewöhnlich auch viele Menschen sind. Daher steht die Agoraphobie häufig für eine ambivalente Beziehung zu einer wichtigen Person. Eine Frau verdrängt den Wunsch, ihren ungeliebten Mann zu verlassen, von dem sie sich abhängig fühlt. Sie erkrankt an Agoraphobie und kann das Haus nur noch in seiner Begleitung verlassen. Aus dem Wunsch, ihn zu verlassen, ist die Angst geworden, dass er sie allein (gehen) lässt. Dass die Angst vor ungeschützen Räumen (weite

Plätze, Brücken) besonders verbreitet ist, mag auf alte Fluchtinstinkte verweisen: Wer sich bedroht fühlt, sucht in Höhlen Schutz; wer jagen will, wünscht sich freies Sichtfeld.

Aichmophobie

Angst vor spitzen Gegenständen

gr. αἰχμή (aichmḗ) »Lanzenspitze, Lanze«

Die Angst vor spitzen Gegenständen hängt häufig mit der Zwangsvorstellung zusammen, mit einem Messer, einer Nadel, einer Schere eine bestimmte Person verletzen zu wollen; meist eine, die besonders geliebt wird oder schutzbedürftig ist, wie etwas das eigene Kind. Unbewusste Aggressionen verbinden sich mit an sich realistischen Ängsten vor tatsächlich gefährlichen Gegenständen.

Ailurophobie

Angst vor Katzen

gr. αἴλουρος (aílouros) »Kater, Katze«;
sp. auch »Wiesel«
[Galeophobie gr. γαλέη (galéē) »Wiesel, Marder; sp. auch Katze«, Gatophobie lat. cattus »Kater, Katze«, Felinophobie, lat. fēlīnus »katzenartig«]

Viele Menschen lieben Katzen und halten sie für besonders kostbare, absolut ungefährliche Tiere. In anderen weckt eine Katze die Fantasie, dass sie ihnen die Augen auskratzt. Die Wahrheit liegt nicht ganz in der Mitte: Ernsthafte Verletzungen durch Hauskatzen sind möglich, aber extrem selten. Allerdings sind Katzen, anders als Hunde, Einzelgänger und längst nicht so auf den Menschen fixiert. Das gefällt Katzenliebhabern und stößt Hundeliebhaber ab.

Eine Ailurophobie kann die Angst vor eigenen Bedürfnissen nach Unabhängigkeit und Selbstbezogenheit verschlüsseln.

Akrophobie

Angst vor Höhe

gr. ἄκρος (ákros) »oberst, höchst, spitz«
[Altophobie, lat. altus »hoch, tief«, Hypsiphobie, gr. ὕψι (hýpsi) »in der Höhe, in die Höhe, oben, hoch«]

Höhenangst ist an sich normal, weil Höhe tatsächlich die Gefahr für Leib und Leben »erhöht«. Einigermaßen trittsichere Menschen können problemlos auf einer Eisenbahnschiene balancieren, würden sich aber doch fürchten, auf einer derart schmalen Spur einen Abgrund zu überqueren. Wo Höhenangst aber trotz entsprechender Vorsichtsmaßnahmen bestehen bleibt, weist sie auf Gefahren hin, die einen unbewussten Wunsch enthalten – Todessehnsüchte, Flugfantasien, Trennungswünsche.

Akustikophobie

Angst vor Lärm und Geräuschen

gr. ἀκουστικός (akoustikós) »auf das Hören bezogen«
[Ligyrophobie (Angst vor lauten Geräuschen) gr. λιγυρός (ligyrós) »hell-, lauttönend«]

Angst vor Geräuschen entsteht oft als Folge seelischer Verletzungen. Es gibt Berichte aus dem Ersten Weltkrieg, wonach Menschen mit einem »Grabentrauma« – tagelanger Artilleriebeschuss unter Todesgefahr – bereits durch das Ticken einer Uhr in Panik gerieten. Wer sich bedroht fühlt, »spitzt die Ohren«. Daher leiden Menschen mit einem erhöhten Niveau innerer Spannungen sehr viel heftiger unter Geräuschen als Entspannte. Im Gegensatz zum Biber kann der Mensch nur die Augen schließen, nicht aber die Ohren.

Algophobie

Angst vor Schmerz

gr. ἄλγος (álgos) »Schmerz, Leid, Kummer«
[Odynophobie bzw. Odynephobie, gr. ὀδύνη (odýnē) »Schmerz, Qual, Leid, Betrübnis«]

Die Angst vor Schmerz ist trivial: »Das gebrannte Kind scheut das Feuer.« Schmerzen durch Schläge oder Folter sind verbreitete Mittel, Angst einzuflößen. In chronischen Schmerzzuständen sind Schmerz und Angst untrennbar miteinander verbunden: Durch die ängstliche Erwartung wird der Schmerz verstärkt und gewinnt umso größere Macht. Umgekehrt löschen von starken Gefühlen begleitete Außenreize Angst und Schmerz aus. Der Schauspieler spürt sein Rheuma nicht, solange er auf der Bühne steht; der an einer Arthrose leidende, langsam humpelnde Hund jagt plötzlich scheinbar schmerzfrei eine Katze. In der Behandlung von Dauerschmerzen sind Übungen gegen die Angst vor dem Schmerz eine ganz wesentliche Hilfe.

Allodoxaphobie

Angst, einer anderen Meinung zu sein

gr. ἄλλος (állos) »anderer«,
gr. δόξα (dóxa) »Ansicht, Meinung«

Sehr verbreitete und oft bewusstseinsferne Angst, in der eigenen Meinung zu weit von einer (vermuteten) Mehrheitsmeinung entfernt zu sein. Lässt sich in psychologischen Experimenten nachweisen: Wenn fünf instruierte

Personen eine Sachlage falsch einschätzen, wird die naive Versuchsperson ihre eigene, an sich richtige Einschätzung korrigieren, um sich der Mehrheitsmeinung anzupassen.

Amathophobie

Angst vor Staub

gr. ἄμαθος (ámathos) »Sand, Staub«
[Koniophobie, gr. κόνις (kónis) »Staub, Asche«]

Der Mensch, so der Bußprediger, ist Staub und wird Staub werden. Staub ist die flüchtigste, der Luft am nächsten stehende Form des festen Elements, der Erde. Indem er durch alle Ritzen dringt und sich überall festsetzt, steht er für die Unbesiegbarkeit des Todes und des Verfalls. Wir können so viel Staub saugen oder wischen, wie wir wollen – er kehrt immer wieder, er rieselt aus dem Kosmos und wird mit jedem Luftzug neu aufgewirbelt.

Ambulophobie

Angst vor dem Gehen

lat. ambulāre »hin und her gehen, spazierengehen, wandern, reisen«
[Basiphobie, gr. βάσις (básis) »Schritt, Gang, Boden«, von gr. βαίνειν (baínein) »gehen«]

Angst vor dem Gehen hängt oft mit der Angst zusammen umzufallen. Sie kann so quälend sein, dass körperlich völlig gesunde Menschen sich nur noch im Rollstuhl bewegen können, weil sie beim ersten Gehversuch die Panik packt. Die Analyse ergibt manchmal ein Vermeidungsverhalten. Dieses Verhalten kann durch einen Unfall ausgelöst worden sein – ein alter Mensch weigert sich, das sichere Bett zu verlassen, weil er beim letzten Mal gestolpert und schmerzhaft gefallen ist. Es kann aber auch bei gesunden Personen durch unbewusste narzisstische Ängste ausgelöst werden, beispielsweise vor einem ambivalent erlebten »Schritt«. In einem der Beispiele Freuds aus den *Studien über Hysterie* erkrankte eine Frau an einer Ambulophobie, als sie nach dem Tod ihrer Schwester den »unmöglichen« Einfall hatte, jetzt könnte sie endlich ihren schon lange heimlich geliebten Schwager heiraten.

Amnesiphobie

Angst vor Gedächtnisverlust

gr. α- (a-) »nicht, un-« und
gr. μνῆσις (mnẽsis) »das Erinnern«

Das menschliche Gedächtnis ist schwer zu kontrollieren; Menschen mit dieser Angst verzweifeln daran. Sie erleben sich selbst als alzheimerkrank und gedächtnisgestört, weil sie manches vergessen, was sie meinen, erinnern zu müssen. Da wir ohne Gedächtnis unsere Identität und die Kontinuität unseres Lebens verlieren, ist die Amnesiphobie mit der Dementophobie verwandt, der Angst, geisteskrank zu werden. Und da wir jeden Tag sehr viel vergessen, findet jemand, der zwanghaft auf sein Erinnerungsvermögen achtet, ständig Gründe, sich in dieser Angst zu bestätigen und zu versichern, dass er sich früher alles merken konnte. Heute wissen, wir, dass die archäologische Theorie des Gedächtnisses, an der Freud festhielt, so nicht zutrifft: Erinnerung ist ein dynamischer Prozess, in dem immer wieder bearbeitet wird, was wir als unzerstörbare Überlieferung erleben.

Anablephobie

Angst aufzublicken

gr. ἀναβλέπειν (anablépein) »emporblicken, aufblicken«

Die Angst aufzublicken, gehörte früher in das Repertoire züchtiger Jungfrauen. Wir beobachten sie heute immer dann, wenn Menschen unter heftiger Scham leiden und gewissermaßen Vogel Strauß spielen: Solange ich niemanden anschaue, sieht mich auch keiner.

Anginophobie

Angst vor Würgen, Enge

lat. angina »Entzündung des Rachenraumes«, aus
gr. ἀγχόνη (anchónē) »das Erwürgen, das Erdrosseln«

Die Angst vor einem engen Hals wurde früher als »Globus hystericus«, als hysterischer »Knödel im Hals« beschrieben. Das Gefühl, nicht richtig schlucken zu können, an einem ungreifbaren Würgen im Hals fast zu ersticken, kann sehr quälend sein und soziale Ängste auslösen. So vermeiden Betroffene zu essen, wenn andere zusehen, weil sie fürchten, sich zu verschlucken.

Ankylophobie

Angst vor der Unbeweglichkeit der Gelenke

gr. ἀγκύλος (ankýlos) »gebogen, krumm«,
gr. ἀγκύλωσις (ankýlōsis), medizinische Bezeichnung krampfhafter oder gelähmter Zustände

Die Angst, dass Gelenke steif werden oder versagen, gehört in das breite Spektrum der Körperängste, die hypochondrisch (also unbegründet) sein können, nicht selten aber traumatischen Erfahrungen entspringen – wenn ein Knie, ein Knöchel, eine Schulter verrenkt wurden und sich Unsicherheit breit macht, ob sie jemals wieder so funktionieren werden wie vorher. Die Ankylophobie ist eine spezielle Form der Angst vor dem Alter; der enge Zusammenhang zwischen Beweglichkeit und Wohlbefinden spricht auch aus der Frage »Wie geht's?«, Beweglichkeit ist ein elementares Zeichen des Lebens, Unbeweglichkeit ein Symbol des Todes. Typisch für die Ankylophobie ist die Angst vor dem Verlust der Kontrolle über Bewegungen; das wichtigste Gelenk sind hier die Knie, die »weich werden«.

Anthophobie

Angst vor Blumen

gr. ἄνθος (ánthos) »Blüte, Blume«

Die Angst vor Blumen wirkt paradox, wo sich doch die meisten Menschen mehr Blumen wünschen, als sie jemals kriegen. Ausnahmen sind Allergiker oder anderweitig Traumatisierte, die zu oft oder zu intensiv erlebt haben, dass ein böses Ende nehmen kann, was in einem Regen roter Rosen begann.

Anthropophobie

Angst vor Menschen

gr. ἄνθρωπος (ánthrōpos) »Mensch«

Der Mensch ist für den Menschen potenziell das Liebste und das Hassenswerteste. Wer sich dieser Mischung von Gefühlen nicht mehr stellen und sie im Einzelfall klären kann, beginnt alle Menschen zu meiden. Der »Menschenfeind«, der sich in die Einöde zurückzieht, der Eremit, der in einer Felsenhöhle alle Menschen meidet, um endlich den Weg zu Gott zu finden, verweisen auf die Anthropophobie. Ihre moderne Variante ist der Rentner, der sich der Welt verschließt – bis er vielleicht irgendwann tot in seinem Bett liegt, ohne dass jemand Notiz davon nimmt.

Antlophobie

Angst vor Überschwemmungen

gr. ἄντλος (ántlos) »Kielwasser, Meerwasser«

Die aktuellste Ausprägung dieser Angst ist die vor dem Tsunami, der Flutwelle, welche aus heiterem Himmel die Küste unter sich begräbt. *Antlos* nannten früher die Griechen – ein Volk von Seefahrern – das Wasser, welches sich im Schiffsrumpf sammelt, übertragen auch das Meerwasser und das stürmische Meer. Steigt es zu hoch, könnte das Schiff untergehen.

» Matthias Hirth, *Angenehm*

Plötzlich wird es seltsam hell um ihn. Das Boot, unter dem er gelegen hat, fliegt davon, als hätte eine unsichtbare Hand es hochgehoben. Klein sieht er es weit über sich in der Luft, dann dreht es sich zur Seite und wird davongetragen. Ein Schwall Wasser bricht auf ihn herunter. Er sieht sich nach Hilfe um, kein Mensch ist an Deck. Alexei krallt sich an eine hölzerne Klampe. Ob er seine Heimat jemals wiedersehen wird? Als wäre alles in seinem Leben darauf hinausgelaufen, an einer unbezeichneten Stelle im Meer zu ertrinken, auf einen nassen Tod, von dem nie ein Mensch erfährt. Er liegt auf dem Bauch, beide Arme um den Holzpflock geklammert. Die Vorstellung, nach all den Jahren nicht mehr nach Hause zu kommen, erfüllt ihn mit ohnmächtiger Wut, dann nur noch mit einer totalen, alles beherrschenden Angst. Riesige Wasserberge kommen heran, ergießen sich über ihn, zerschlagen ihm jedes Mal fast den Rücken. Manchmal scheint das Schiff durch die leere Luft zu fliegen, bis es, in allen Fugen krachend, aufs Wasser aufschlägt. Vor jeder Welle betet er, dass sie es noch nicht sein möge, die ihn mitnimmt in das infernalisch tobende Grab. Als das Schiff in ein Tal hinunterrauscht, sieht Alexei aus den Augenwinkeln, wie eine Kiste, die sich irgendwo losgemacht hat, auf ihn zurast. Mit einer Art Sprung gelingt es ihm, ihr auszuweichen, ohne die Klampe loszulassen. Die Kiste schießt vorbei, schlägt direkt neben ihm ins Schanzkleid, zerbricht. Zwei schwarze Schweine fahren aus den splitternden Brettern, mit denen er sich im Nu in einem panischen Gemenge befindet. Harte Hufen treten ihn in Bauch und Rücken, Alexei stößt mit den Knien nach den Schweinen, sie schnappen nach seinen Beinen und Armen, schreien ihm ihre gellenden, angsterfüllten Schreie ins Ohr. Als das Schiff die nächste Welle erklimmt, rutschen die Tiere von ihm fort. Eins versucht sich aufzurichten, stemmt seine kurzen zitternden Beine gegen das nasse Deck, das andere liegt hilflos strampelnd auf dem Rücken unter der Hecktreppe. Einen Augenblick später sind sie verschwunden. Alexei will nichts als seine Braut noch einmal sehen, dafür arbeiten seine Muskeln, dafür kämpfen seine Gedanken in rasendem Gebet. Er schreit zu Gott, bittet, hadert und fleht. Er will, er muss leben, muss diesen nassen Pranken entkommen. Den Kopf zur Seite gedreht, sieht er in der Entfernung eine dunkle See gegen das Schiff herankommen, die so turmhoch ist, dass ihre gischtigen Köpfe weit oberhalb der Masten phosphoreszieren. Über Alexei biegt sich die gewaltige Wasserwand zu einer glänzenden Wölbung und bricht nach innen. Das ist das Ende.

Es ist, als berühre ihn das Wasser nicht. Nur seinen Körper, aber nicht ihn. Das Toben hat aufgehört. Alexei meint das Gleiten von Fischen an seinem Körper zu spüren. Seine Glieder heben sich vom Boden ab, er schwebt wie ein Streifen Tang, und absolute Ruhe herrscht um ihn. Das Schiff selbst schwebt, fährt unter Wasser seinen geräuschlosen Kurs. Alexei kommt es vor, als verließe er sich selbst. Die Zeit steht still, seine Sinne lösen sich von ihm ab. Da ist etwas. Direkt vor seinen Augen. Ein heller Gegenstand. Kein Licht. Ein Ding, spiegelglatt, blendend weiß, schwer und gerundet. Er kann es nicht klar erkennen, sieht es nur unscharf. Niemals wird er sagen können, was es war.

Als nach einer scheinbar endlosen Weile das Donnern der Luft wieder anhebt, als die Eigenschaften des Holzes und der in ihm eingeschlossenen Luft das Schiff wieder an die Oberfläche bringen und sich das Deck vom Wasser befreit, hält die Stille in ihm an. Er wird sie von nun an in allen Geräuschen wiedererkennen, die Stille unterhalb des Wassers, er wird sie hören als unveränderlichen Grund aller Dinge. Das Meer hat seine Glieder nicht vom Deck herunterspülen können. An dem Tag, an dem das Meer die gescheiterten Schiffe und die Gerippe der ertrunkenen Seeleute freigibt, werden seine Knochen nicht darunter sein. Er lebt. All seine Gedanken, seine Hoffnungen, seine Ängste aber sind im Meer geblieben, von ihm abgewaschen, aus ihm herausgespült.

Apeirophobie

Angst vor Unendlichkeit

gr. ἄπειρος (ápeiros) »unendlich, unbegrenzt«

Manche Menschen fühlen sich von unendlichen Weiten angezogen und träumen von Raumfahrt, von fernen Galaxien. Andere ängstigt diese Vorstellung; die Apeirophobie ist eine subtile Form der Agoraphobie. Und ähnlich wie bei der Akrophobie (Höhenangst) kann auch diese Angst mit unbewussten Wünschen zusammenhängen, sich aufzulösen und dadurch das eigene Ich zu verlieren. Solche Zustände werden im Zen-Buddhismus als Satori (»Erleuchtung«) beschrieben; in der Psychoanalyse spricht man von narzisstischen Fantasien, die sich von der ursprünglichen Einheit (Symbiose) von Mutter und Kind herleiten, in der das Kind die Mutter als Teil von sich erlebt, sich selbst gewissermaßen in die Mutter hinein auflöst. Eine Apeirophobie könnte dafür sprechen, dass diese symbiotischen Bedürfnisse in der frühen Kindheit nicht ausreichend erfüllt wurden und daher im Erwachsenenleben andauern.

Apotemnophobie

Angst vor Menschen mit fehlenden Gliedmaßen; Amputationen

gr. ἀποτέμνειν (apotémnein) »abschneiden, abtrennen«

Menschen, denen ein Glied fehlt, verkörpern eine Bedrohung, für die Freud den Begriff des Kastrationskomplexes eingeführt hat: die Angst vor einem nicht wieder gutzumachenden Verlust.

Arachnophobie

Angst vor Spinnen

gr. ἀράχνη (aráchnē) »Spinne«

Die Spinnenangst ist ein beliebter Gegenstand von Lehrfilmen über die Überwindung von Phobien – vor allem, weil es in den Tropen handtellergroße und garantiert harmlose (da von Obst lebende) Spinnen gibt, die nach gebührender

Desensibilisierung höchst eindrucksvoll über den Unterarm krabbeln. Wegen ihrer Netze und ihres Gifts ist die Spinne ein Symbol der bösen, verschlingenden Mutter, entsprechend gefährliche Riesenspinnen gehören in das Reich der Fantasy und der Filme (*Tarantula*). In Großstädten macht eine isolierte Spinnenphobie wenig Probleme. Wer aber von Freunden auf einen schönen alten Bauernhof eingeladen wird, muss mit dem Schlimmsten rechnen.

Arithmophobie

Angst vor Zahlen

gr. ἀριθμός (arithmós) »Zahl, Anzahl, Zählung«
[Numerophobie, lat. numerus »Zahl, Glied«]

Zahlen haben in der modernen Welt eine wichtige Aufgabe: Sie helfen, die Unübersichtlichkeit zu ordnen und zu kontrollieren. Folgerichtig werden sie manchmal verwendet, um auch das Unkontrollierbare zu überwachen, beispielsweise von einer Frau, die ihre sexuelle Erregung kontrollieren möchte, indem sie während einer heißen Liebesszene das kleine Einmaleins aufsagt. Das ist ein Zählzwang, der helfen soll, die Angst vor starken Gefühlen zu beherrschen; wie bei allen Zwängen kann aber auch der Zwang selbst zum Gegenstand einer Phobie werden. Die Betroffenen fürchten sich dann davor, von ihrer Zählsucht behelligt zu werden.

Asthenophobie

Angst vor Ohnmacht oder Schwäche

gr. ἀσθενής (asthenḗs) »kraftlos, machtlos, unvermögend«

Lange vor der Emanzipation galt es in Europa als Zeichen von Weiblichkeit, angesichts heftiger Gefühle in Ohnmacht zu fallen; das kurz vorher angeforderte Riechfläschchen signalisierte eher eine Schwäche als die Dringlichkeit abzuhelfen (Gretchen im *Faust*: »Frau Nachbarin, Ihr Fläschchen!«). Heute dagegen halten Frauen den Kopf hoch, überblicken die Gefühlslandschaft – und fürchten sich davor, in Ohnmacht zu fallen. Im weiteren Sinn gehört die Schwächeangst zur Angstverarbeitung schlechthin: Jeder Angstkranke fürchtet sich davor, etwa durch Schlaflosigkeit, Unruhe usw. immer schwächer zu werden und das Leben nicht mehr bestehen zu können.

Astrophobie

Angst vor Sternen

gr. ἄστρον (ástron) »Stern, Sternbild«

Ein Mensch, der Angst vor den Sternen hat, ist mir noch nie untergekommen, weder in der Literatur noch persönlich. Sterneliebhaber sind demgegenüber sehr viel häufiger. Vielleicht ist der Astrophobiker, so es ihn gibt, ein in dieser Liebe Enttäuschter oder eine Frau, die vergeblich hoffte, von einem Außerirdischen begehrt zu werden. Mit dem Zusammenbruch dieser Hoffnung mag sich auch ihre frühere Liebe zu den Sternen in Hass und dann in Furcht verwandelt haben, nach dem Motto: Wenn ich die Sterne hasse, dann hassen sie auch mich, und ich muss mich vor ihnen fürchten.

Zyniker behaupten, dass die Sterne zwar nicht lügen, aber uns Sterblichen auch nichts sagen. Sie ziehen ihre Bahnen und sind so großartig und fern, dass es anmaßend wirkt, ihnen ein Interesse an der Frage zu unterstellen, ob Mai oder Juni günstiger sind für den Beginn einer Liebesbeziehung zwischen Stier und Jungfrau. Das hindert viele Menschen aber nicht, sich mit der ehrwürdigen Lehre von der Macht der Gestirne zu beschäftigen; wo aber Macht ist, sind auch Ängste. Die Sterne können es gut meinen oder böse, sie können Segen künden oder Fluch; daher vermögen sie auch dem Gläubigen Ängste zu nehmen und geben ihm diese Ängste eine Tages wieder zurück.

Asymmetriphobie

Angst vor Asymmetrie

gr. ἀσυμμετρία (asymmetría) »Missverhältnis, Mangel an Ebenmaß«

Die Angst vor schief hängenden Bildern, unordentlich gedeckten Tischen und chaotischen Arbeitsplätzen gehört in den Bereich der autistischen Ängste: Symmetrie beruhigt ein aufgewühltes, vom inneren Chaos erschüttertes Gemüt. Die Asymmetriphobie führt zu kleinen alltäglichen Maßnahmen, welche den Zwangskranken beruhigen und ihm das Gefühl geben, er könne etwas gegen das Tohuwabohu ausrichten, das zum Menschen ebenso gehört wie die Sehnsucht nach Ordnung.

Ataxiophobie

Angst vor Ataxie

Med. Störung im geordneten Ablauf und in der Koordination von Muskelbewegungen

gr. ἀταξία (ataxía) »Unordnung, Verwirrung«

Viele Leistungen unseres Körpers werden uns erst bewusst, wenn sie versagen. Eine davon ist die Fähigkeit, sich im Raum zu orientieren und durch unmerkliche Körperbewegungen die eigene Haltung zu stabilisieren. In der Ataxie, die mit Erkrankungen der Gleichgewichtsorgane, der Muskeln oder des Nervensystems verknüpft sein kann, werden heftige Ängste mobilisiert, sich nicht »halten« zu können, zusammenzusinken, »keine Knochen mehr zu haben«, wie mir einmal eine schizophrene Patientin sagte.

Ataxophobie

Angst vor Unordnung

gr. ἀταξία (ataxía) »Unordnung, Verwirrung«

Eine allgemeinere Variante der Asymmetriphobie, für die gilt, was dort gesagt ist. Auf den ersten Blick erscheinen die Sehnsucht nach Ordnung, nach Vertrautem und die Angst vor der Unordnung wie ein lächerlicher Fimmel. Aber dem ist nicht so. Ein Umzug ist beispielsweise nach der Trennung von einem Liebespartner der wichtigste Auslöser für eine Depression; der Verlust einer vertrauten Umgebung belastet autistische Kinder bis zur absoluten Panik, wird aber in seiner ängstigenden Qualität auch von vielen anderen Menschen wahrgenommen.

Atelophobie

Angst vor Unvollkommenheit

gr. ἀτελής (atelḗs) »unvollendet, unvollkommen«

Eigentlich die Angst, nicht fertig zu werden, ein Ziel (*telos*) nicht zu erreichen, kein Ziel zu haben. Solche Ängste deuten sich schon in dem alten Wort »Elend« an, das seine Gefühlsqualität erst später gewonnen hat und ursprünglich jeden Aufenthalt außerhalb der vertrauten »Heimat« beschrieb. Wenn sich ein Mensch wünscht, dass um ihn »alles in Ordnung« sein möge, weiß er in der Regel nicht genau, dass er eine Angst vor dem Verlust des vollkommenen Zustandes beschreibt, dessen Symbol die wunschlose Geborgenheit im Mutterschoß ist.

Ich habe in diesem Zusammenhang einmal einen kleinen Text verfasst, der sich mit dem befasst, was in der Kunstgeschichte »Ruinenwert« genannt wird. Es geht dabei darum, dass wir lernen, mit unserer Geschichte zu leben, das Patchwork der Zweit- und Drittfamilien liebevoll zusammenzunähen und nicht den irrealen Anspruch zu stellen, wir könnten immer von vorne beginnen. Kinder hängen meist an beiden Eltern. Wer völlig entwertet, was einmal gut war, fängt tatsächlich immer wieder von vorne an und wird niemals ein Ziel erreichen.

Atomosophobie

Angst vor Atomexplosionen

gr. ἄτομος (ὕλη) [átomos (hylē)] »unteilbare (Materie)«

Die Angst vor Atomexplosionen hat in der Moderne eine spezielle und sensationelle Gestalt angenommen, gehört aber in denselben Kontext wie die vielen Religionen bekannte Angst vor dem Weltuntergang. Entsprechende Angstträume greifen den Atomkrieg als Symbol für einen seelischen Zusammenbruch, für den Untergang des eigenen Selbstgefühls auf.

Atychiphobie

Angst, Fehler zu begehen

gr. ἀτυχία (atychía) »Unglück, Missgeschick«

Wörtlich ist das die Angst, kein Glück zu haben, in einer Situation zu versagen, die mehr oder weniger die Qualität einer Prüfung hat. Versagensangst ist in kleinen Dosierungen sehr gesund, weil sie wachsam erhält und die Aufmerksamkeit für Gefahren schärft, während sie in einer Überdosis jene Funktionen lahmlegt, die benötigt würden, um dem Versagen zu entgehen. Dann stolpert der ängstliche Tänzer über die eigenen Füße.

Automatonophobie

Angst vor Automaten

gr. αὐτόματος (autómatos) »sich selbst bewegend, aus eigenem Antrieb, von selbst, zufällig, ntr. Pl. Puppen«

Die Angst, dass etwas Totes »lebendig« werden könnte, hängt im Unbewussten mit der Angst vor dem Tod zusammen: Dass etwas nicht so ist, wie es nach unserer Erwartung sein müsste, ist der gemeinsame Nenner vieler Ängste. Die Unterscheidung zwischen Lebewesen und Dingen gehört zu den elementarsten Erwartungen; wer sie verwirrt, wie der Bauchredner, der seine Puppe sprechen lässt, kann bei Kindern heftige Ängste auslösen. Mit diesen Ängsten spielt eine typische Szene aus Zukunftsfilmen: Der Liebhaber erkennt plötzlich, dass seine Geliebte kein Mensch, sondern ein Automat, ein Roboter ist.

Automysophobie

Angst, schmutzig zu sein

gr. αὐτός (autós) »selbst, eigen, für sich selbst, allein«, gr. μύσος (mýsos) »Befleckung, Besudelung, ekelhafte Erscheinung«

Die Angst, schmutzig zu sein, entsteht während der von Freud konzipierten »analen Phase«, in der das Kind lernen muss, sauber zu sein. Da dieser Wunsch dem Kind an sich fremd ist und Dreck viele kreative Möglichkeiten erschließt, führt die Entwicklung hygienischer Tugenden oft zu entsprechenden Ängsten vor Schmutz. Sie sind bei den

Opfern eines Waschzwangs am stärksten ausgeprägt, die sehr viel Zeit mit sinnlosen Reinigungsritualen verbringen, weil sonst ihre Ängste vor Gift, Bakterien, Aids überhandnehmen.

Autophobie

Angst, auf sich selbst gestellt zu sein

gr. αὐτός (autós) »selbst, eigen, für sich selbst, allein«
[Monophobie gr. μόνος (mónos) »allein, einzig, einzeln«]

Diese Angst ist die Kehrseite des Schiller-Wortes »Der Starke ist am mächtigsten allein!«. Wer ganz auf sich gestellt ist, muss stark sein und alle anstehenden Probleme allein bewältigen. Er muss auch mit niemandem teilen und für niemanden sorgen. Daher gehört die Autophobie in das Feld der kindlichen Ängste, findet sich entweder bei Kindern oder bei Personen, die in einen kindlichen Zustand flüchten, weil sie sich der Einsamkeit des Erwachsenenlebens nicht stellen wollen.

Aviophobie

Angst vor dem Fliegen

lat. avis »Vogel«

Die Flugangst ist eine verbreitete Angst, die auch deshalb viel Aufmerksamkeit und Behandlung findet, weil sie einem prosperierenden Reisegeschäft im Weg steht. Verschiedene Ursachen wirken zusammen. Der Mensch fürchtet sich vor Abgründen, weil sie gefährlich sind. Im Flugzeug sind wir einem Piloten ausgeliefert und ohne Einfluss auf ein Geschehen, das gefährlich sein kann. Dadurch entstehen Ängste vor Kontrollverlust. Und schließlich ist Fliegen lustvoll, führt zu einem Kribbeln im Bauch, das gefährlich werden, das zu weit gehen kann und daher mit Angst abgewehrt wird.

Das probate Mittel gegen Flugangst ist ebenso banal wie effektiv. Wir müssen ihr zum Trotz fliegen und uns dadurch selbst beweisen, dass die Angst schwächer ist als die eigene Entscheidungskraft.

Helge Timmerberg, *Yogi Kashinat* »

Propellermaschine, zwanzig Sitzplätze, Flugzeit: 35 Minuten, 60 Dollar pro Person, Yogis zahlen 15. Shangri-La Air fliegt dreimal täglich, und alle drei Flüge sind in der Zeit von sieben bis zehn Uhr morgens, denn ab zehn kommt der Wind und macht Start wie Landung gefährlich. Doch an diesem Morgen wird Shangri-La Air nur ein einziges Mal fliegen, weil sich beim ersten Flug herausstellt, dass die Maschine kaputt ist. In dieser Maschine sitzen wir. Yogi Kashinat am Fensterplatz, ich daneben. Ein extrem schöner Flug über die Berge und zwischen den Bergen hindurch, manchmal dem Verlauf von Tälern folgend, manchmal dem von Flüssen, und dann sackt der Flieger ab, besser gesagt: Er fällt. Fällt zwanzig, dreißig Meter runter wie ein Stein, und alle schreien hysterisch. Er fängt sich wieder, aber was ist los? Er fällt noch einmal. Und noch mal. Ich habe definitiv Todesangst. Zwischen dem zweiten und dritten Mal nehme ich mir vor, Yogi Kashinats Reaktion zu beobachten, falls es wieder geschieht, aber als der Flieger erneut runterknallt, vergesse ich, dass ich das tun wollte, erst beim vierten Absacker klappt es. Ein interessanter Moment. Das hier ist möglicherweise ein Flugzeugabsturz. Und neben mir sitzt möglicherweise einer, der keine Angst mehr vor dem Tod hat. Ein Yogi auf der Nagelprobe.

Ich habe es eigentlich nicht anders erwartet. Kashinath lacht. Nicht laut, nicht hysterisch, nicht wild, nicht todesverachtend. Kashinat lacht, wie er lacht, wenn er morgens seine heiße Milch trinkt, oder wie er lacht, wenn ich wieder mal meine Meinung geändert habe, oder wie er lacht, wenn ihn irgendjemand begrüßt. Auch wenn es der Tod ist.

Bathmophobie

Angst vor Stufen oder Abhängen

gr. βαθμός (bathmós) »Schritt, Tritt, Stufe, Schwelle«

Die Angst vor steilen Treppen oder Abhängen entsteht immer beim Blick nach unten. Das kann tückisch sein. Ich stieg einmal mit meiner Frau auf einen steilen Vulkankegel auf Lanzarote und hatte, oben angekommen, meine liebe Not, sie wieder hinunterzubringen, weil der Blick auf den steilen Abhang (den ich für eine harmlose Sache hielt) in ihr die Panik auslöste, haltlos hinabzustürzen. Beim Aufstieg hatte sie diese Gefahr gar nicht bemerkt.

Bathophobie

Angst vor Tiefe oder Schwindel

gr. βάθος (báthos) »Tiefe, Höhe, Breite, Länge«

Wie bei der Bathmophobie und der Akrophobie beschrieben, löst der Blick in die Tiefe Angst aus. Sie ruht auf der Realangst vor schmerzhaften Stürzen, die sich jedem Kind einprägt. Sie hat eine angeborene Grundlage, denn auch krabbelnde Babies, die noch nie gefallen sind, meiden einen durch eine Glasplatte gesicherten Abgrund. Und sie hängt mit der Abwehr von Flugfantasien zusammen, die uns gebieten, in den Abgrund zu stürzen, die Arme auszubreiten und wie ein Vogel oder wie *Superman* hinabzuschweben.

Da Angst selbst Schwindel auslösen kann, entsteht die Angst vor Schwindelgefühlen typischerweise in einem Teufelskreis. Irgendwann einmal hat eine Panikattacke Schwindel ausgelöst. Dieser Schwindel wird nun gefürchtet, weil es für unser Erleben leichter ist, uns vor etwas Konkretem zu fürchten als den Gedanken zu ertragen, dass uns jederzeit gestaltlose Angst heimsuchen kann.

Batrachophobie

Angst vor Fröschen

gr. βάτραχος (bátrachos) »Frosch«
[Ranidaphobie, lat. rāna »Frosch«]

Die Angst vor Fröschen hängt mit der schleimig wirkenden Haut zusammen, die sexuelle Assoziationen weckt (wie das Märchen vom Froschkönig lehrt) und Ekel auslöst. In Europa sind Frösche harmlos, und daher ist es sinnvoll, angesichts der entsprechenden Vermeidungshaltungen (»Ich bade in keinem Teich, in dem ich Frösche gesehen habe!«) eine Batrachophobie zu erkennen und den Betroffenen zu raten, trotzdem ins Wasser zu gehen. Anders in den Tropen; dort gibt es giftige Frösche, mit deren Hilfe die Eingeborenen Pfeilgifte herstellen und deren Berührung tödlich sein kann.

Bazillophobie

Angst vor Krankheitserregern

lat. bacillus »Stäbchen«
[Bakteriophobie (Angst vor Bakterien),
gr. βακτήριον (baktḗrion) »Stäbchen«]

Ängste sind sehr anpassungsfähig. In der von Mikroskop und medizinischem Experiment erschlossenen Welt der Mikroben siedeln sich gewiss nicht weniger Phobien an als früher in den magischen Welten, in denen Hexen und Zauberer ihr Unwesen trieben. Vor allem die Tatsache, dass es unsichtbare Erreger gibt, welche den Unvorsichtigen für seine sexuellen Eroberungen »strafen«, gibt Schuldgefühlen im Zusammenhang mit sexuellen Fantasien Stoff. Die Betroffenen fürchten sogar, sich bei der Berührung von Türklinken oder Klobrillen anzustecken, sie grübeln stundenlang und tief verängstigt, ob sie, ohne es zu wissen, das HIV-Virus weitergegeben haben, wobei die ausgeprägtesten Ängste bei jenen Menschen auftreten, deren erotisches wie hygienisches Verhalten mustergültig ist.

Belonophobie

Angst vor Nadeln

gr. βελόνη (belónē) »Spitze, Nadel«
[Enetophobie, gr. ἐνετή (enetḗ) »Nadel, Spange«]

Die Angst vor Nadeln wurde schon unter Aichmophobie beschrieben. Wie andere auf gefährliche Gegenstände bezogene Ängste hat auch diese zwei Quellen: Erfahrungen, gestochen zu werden – beispielsweise bei Injektionen –, und Wünsche, andere zu stechen, mit möglichen sexuellen Nebenbedeutungen. Diese beiden Quellen sind durch die psychologische Möglichkeit verbunden, Angst durch die Identifizierung mit dem Angreifer abzuwehren. Das Kind überwindet seine Furcht vor der Spritze, indem es allen Puppen und Teddys zahllose Injektionen verpasst.

Bibliophobie

Angst vor Büchern

gr. βιβλίον (biblíon) »Buch, Schrift, Brief«

Sie plagt den Studenten vor dem Examen, wenn er zu lange gewartet hat und nun angesichts eines Turms von Lehrbüchern verzweifelt. Andere Fälle sind komplizierter, weil die Betroffenen gerne lesen würden, es aber nicht können. Sie geraten bei einem Leseversuch in große innere Spannungen, obwohl sie an sich Zeit hätten und auch den Text gerne lesen würden. In einem von mir analysierten Fall besserte sich die Bibliophobie, als der Patient seine Vaterbeziehung durchgearbeitet hatte. Der Vater war Pastor gewesen und hatte den Sohn damit gequält, dass er dessen Freude an Karl May und Konsalik entwertete. Der Sohn lehnte später »Schundromane« aus Prinzip ab, konnte aber »wertvolle« Bücher wegen seiner aufkommenden Ängste nicht lesen, die durch unbewusste Aggressionen gegen den Vater motiviert waren.

Blennophobie

Angst vor Schleim

gr. βλέννος (blénnos) »Schleim«
[Myxophobie, gr. μύξα (mýxa) »Schleim«]

Die Angst vor Schleim (oder vor der Haut in der Milch) hat zwei Wurzeln: die Angst vor Unsauberkeit, da Schleim klebt und in unserem Erleben mit »ekelhaften« Ausscheidungen verknüpft wird – und die autistische Angst vor dem Unkontrollierbaren. Festes soll fest sein, Flüssiges flüssig; Schleim hingegen ist beides und deshalb unbeständig, unberechenbar, ängstigend.

Bolschephobie

Angst vor dem Bolschewismus

russ. bolschewik, zu: bolsche »mehr« (da die Bolschewiki die Mehrheit der russischen Sozialdemokraten bildeten)

Eine der vielen politisch inszenierten Ängste. Bedeutsam ist, dass solche an sich oberflächlichen, durch Propaganda geschaffenen Ängste durchaus in seelische Tiefenschichten sinken und dann beispielsweise den Wahn eines Geisteskranken bestimmen können, der glaubt, seine Angehörigen oder seine Ärzte würden einem bolschewistischen Geheimbund angehören.

Botanophobie

Angst vor Pflanzen

gr. βοτάνη (botánē) »Weide, Futterkraut, Gras«

Die Angst vor Pflanzen ist unter Umständen eine verallgemeinerte (generalisierte) Angst des Allergikers. Er leidet an gefährlichen Erstickungsanfällen, wenn er mit bestimmten Pflanzenteilen (vor allem Blütenpollen) in Kontakt kommt. Deshalb fühlt er sich am sichersten dort, wo es keine Vegetation gibt: in der Wüste oder auf dem Meer.

Bromidrophobie

Angst vor Körpergeruch

gr. βρῶμος (brõmos) »Gestank«, gr. ἱδρώς (hidrṓs) »Schweiß«

Die Angst vor Körpergeruch kann zwei Gestalten annehmen: den übersteigerten Ekel vor anderen Personen oder aber die Fantasie, selbst schlecht zu riechen und daher für andere Personen nicht zumutbar zu sein. Die Analyse solcher Angsterkrankungen ergibt unterdrückte Aggressionen, die sich zum Teil gegen die eigene Person richten. Die Betroffenen wollen »den anderen stinken«, fürchten aber auch, von diesen abgelehnt zu werden, können sich dann allerdings auch dadurch entlasten, dass sie genau zu wissen glauben, woran das liegt. Den Gestank erzeugen sie selbst, daher haben sie auch alles im Griff. In einem von mir untersuchten Fall erkrankte eine junge Frau nach dem Verlust ihres ersten Sexualpartners an dieser Angst, mit deren Hilfe sie einerseits ihre Wut ausleben, anderseits sich vor einer neuen Kränkung schützen konnte.

Brontophobie

Angst vor Gewitter

gr. βροντή (brontḗ) »Donner«

[Astrapophobie, gr. ἀστραπή (astrapḗ) »Blitz«, Keraunophobie, gr. κεραυνός (keraunós) »Donnerkeil, Wetterstrahl, Blitz«]

Die Angst vor Gewittern ist weit verbreitet und hat sehr dazu beigetragen, dass Blitzableiter und Merksprüche (»Buche suche, Eiche weiche!«) überschätzt wurden. Sie ist auf sozialem Weg »vererbt«. Kleine Kinder übernehmen die Ängste ihrer Eltern. Im Sommer kann die Brontophobie das Leben ernstlich beeinträchtigen, wenn jede schwarze Wolke auch das Gemüt verdunkelt und dazu führt, dass Brontophobiker nach Hause laufen, die Vorhänge zuziehen, sich ins Bett legen und die Decke fest über den Kopf ziehen.

Bufonophobie

Angst vor Kröten

lat. būfō »Kröte«

Die Kröte gilt allgemein als ekelhaftes Tier und symbolisiert Ängste, die in die anale Phase gehören. In dieser empfindet das Kind einen tiefen Konflikt zwischen dem Interesse an den Produkten des eigenen Körpers und der Ablehnung dieser Produkte durch die Erwachsenen, denen es gefallen möchte. Daher symbolisiert Kot auch Kostbares, wie Gold; die Kröte trägt im Märchen eine goldene Krone oder hat einen Zauberstein im Bauch; sie ist auch ein Haustier von Hexen. Die Krötenangst wehrt also, ebenso wie andere mit Ekel verknüpfte Phobien, eine geheime Faszination an den eigenen Ausscheidungen ab.

Chaitophobie

Angst vor Haaren

gr. χαίτη (chaítē) »Haar, Mähne des Pferdes«
[Trichophobie, gr. θρίξ (thríx) »Haar«]

Haare sind ein Symbol für Vitalität und für sexuelle Attraktion. Die Angst vor Haaren hängt oft mit Sexualabwehr zusammen. Aus diesem Grund verlangen traditionelle Kulturen manchmal, dass Frauen in der Öffentlichkeit ihre Haare nicht zeigen. Da Haare ausfallen können und beispielsweise in Suppentöpfe geraten oder in der Badewanne hängen bleiben, sind sie auch oft Auslöser von Ekelgefühlen. Fetischisten von Härte, Ordnung und Strenge lassen sich eine Glatze rasieren, während weichere Gemüter den Verlust der Haupthaare im Alter beklagen.

Chemophobie

Angst vor Chemikalien

gr. χημεία (chēmeia) »die Kunst der Metallgießerei«,
gr. χυμεία (chymeía) »die Gießung«

Angst des Zeitalters der Naturwissenschaft und der Umweltdiskussion. Angesichts der Tatsache, das selbst Eskimomütter ihre Säuglinge nicht stillen dürften, wenn Muttermilch ebenso strengen Kriterien unterworfen wäre wie andere Säuglingsnahrung, könnte man auch feststellen, dass die Menschheit unter einem ausgeprägten und gefährlichen Mangel an Chemophobie leidet. Chemikalien wie die Weichmacher im Plastik oder der Insektenkiller DDT sind heute global im menschlichen Körper wie in anderen Organismen am Ende von Nahrungsketten nachweisbar.

Chionophobie

Angst vor Schnee

gr. χιών (chiṓn) »Schnee«

Schneefall kann sehr bedrohlich sein. Wer in Schneegebieten unterwegs sein muss, fürchtet die »weiße Hölle«. Schneetreiben nimmt dem Augenwesen Mensch, ebenso wie Nebel, die Sicht und damit die Kontrolle über die Umwelt. Darüber hinaus kann durch die Verbindung von Schnee und Sturm jeder Weg schnell unpassierbar werden; Lawinen drohen im Gebirge, Schneekristalle peinigen die Augen. Menschen, die durch plötzlichen Schneefall viele Stunden auf der Autobahn eingeschlossen waren oder sich im Schneetreiben verirrt haben, erkranken häufig an einer Chionophobie.

Cholerophobie

Angst vor Wut (auch vor Cholera)

lat. cholera, aus gr. χολέρα (choléra) »Gallenbrechdurchfall«, zu gr. χολή (cholḗ) »Galle, Wut, Zorn«

In der antiken Medizin steht *Cholos* für die Galle; von Menschen mit aggressivem Temperament hieß es, sie seien »cholerisch«. Entsprechende Zusammenhänge haben sich in Redensarten erhalten: »Mir läuft die Galle über!« – »Ihm ist eine Laus über die Leber gelaufen!« Für Kinder bedeutet der cholerische Ausbruch einer Bezugsperson doppelte Angst: vor Gewalt und vor Liebesverlust. Der Zornige ist unzugänglich, er entzieht sich der Kontrolle, man weiß nicht, was er tun wird – alles Quellen von Ängsten, die wir als Erwachsene dadurch überwinden können, dass wir ihn entweder nicht ernst nehmen oder uns stärker fühlen als er.

Die Bedeutung der Angst vor Cholera, einer früher lebensgefährlichen Darmerkrankung, hat stark abgenommen, seit es wirksame Medikamente gibt.

Chrematophobie

Angst vor Geld

gr. χρήματα (chrḗmata) »Geld, Besitz«

Wie kann man sich vor etwas fürchten, was alle brauchen und die meisten Menschen wollen? Dagobert Duck liebt das Bad in seinen Dukaten, aber die Chrematophobie führt dazu, dass Menschen versuchen, Gedanken an Geld so lange zu vermeiden, wie es geht, die Kontoführung den Eltern oder dem Partner zu überlassen, niemals eine Gehaltserhöhung oder ein nicht zurückgezahltes Darlehen anzusprechen. Ursache kann sein, dass die Eltern ängstigend um Geld gestritten haben. Geld steht für Streit, für Egoismus und damit für etwas Böses, demgegenüber sich die

Chrematophobiker eine reine, vom schnöden Mammon befreite Welt wünschen.

Chronometrophobie

Angst vor Uhren

gr. χρόνος (chrónos) »Zeit, Zeitdauer, Lebenszeit«,
gr. μέτρειν (métrein) »messen«

In Edgar Allen Poes Erzählung über die Grube und das Pendel ist die Angst vor der Uhr beispielhaft verdichtet. In ihrer Ruhelosigkeit kann die Uhr zum Symbol für die innere Unruhe des Ängstlichen werden; Schlaflose wüten gegen das Läuten der Turmuhr, Traumatisierte können in eine innere Spannung geraten, in der sie das Ticken einer normalen Wanduhr als unerträgliche Geräuschbelästigung empfinden, das der chinesischen Wasserfolter gleicht, bei der ein Tropfen nach dem anderen auf eine rasierte Stelle des Schädels fällt.

Edgar Allen Poe, *Die Grube und das Pendel* »

Ich begann jetzt, die Decke meines Gefängnisses zu betrachten. Sie mochte wohl dreißig oder vierzig Fuß hoch sein und war von ähnlicher Bauart wie die Seitenwände. Auf einem der Felder erblickte ich eine sonderbare Figur, die meine ganze Aufmerksamkeit auf sich zog. Es war das gemalte Symbol der Zeit, wie man sie gewöhnlich darstellt, nur hielt sie statt der Sichel ein Ding in der Hand, das ich auf den ersten Blick für die Abbildung eines großen Pendels hielt, wie man ihn noch an altmodischen Uhren sieht. Doch fiel mir irgend etwas an diesem Instrument auf, das mich veranlaßte, aufmerksam hinzuschauen.

Während ich nun gerade hinaufstarrte – das Pendel war genau über mir angebracht –, schien es mir plötzlich, als bewege es sich. Einen Augenblick später fand ich meine Vermutung bestätigt. Seine Schwingungen waren kurz und langsam. Ich beobachtete sie einige Minuten lang mit großem Schrecken, aber noch größerem Erstaunen. Als mich dies endlich ermüdete, richtete ich meine Blicke auf andere in der Zelle befindliche Gegenstände.

Bald darauf vernahm ich ein sonderbares, raschelndes Geräusch und sah mehrere Ratten von ungewöhnlicher Größe über den Boden hinlaufen. Sie waren aus dem Brunnen gekommen, den ich von meinem Platz aus überschauen konnte. Selbst während ich hinsah, kamen sie scharenweise herauf und eilten, von dem Geruch des Fleisches angelockt, mit gierigen Augen herbei. Nur mit vieler Mühe und Aufmerksamkeit konnte ich sie von der Schüssel verscheuchen.

Es mochte wohl eine halbe, vielleicht aber auch eine ganze Stunde vergangen sein – ich konnte mir ja nur eine sehr unvollkommene Vorstellung von der Zeit machen –, ehe ich meine Blicke wieder empor zur Decke richtete. Was ich da erblickte, versetzte mich in Verwunderung und Bestürzung. Die Schwingung des Pendels hatte sich fast um eine Elle vergrößert und an Geschwindigkeit ebenfalls zugenommen; was mich jedoch hauptsächlich beunruhigte, war die Tatsache, daß sich das Pendel selbst merklich tiefer gesenkt hatte. Ich bemerkte jetzt auch – es ist überflüssig, zu sagen, mit welchem Grausen –, daß sein unteres Ende aus einem Halbmond von blitzendem Stahl bestand, der von einem Horn zum anderen etwa einen Fuß maß. Die Spitzen der Hörner waren nach aufwärts gekehrt, und die untere Kante hatte augenscheinlich die Schärfe eines Rasiermessers. Auch schien das Pendel so massiv und schwer wie ein solches, da es, von der haarscharfen Schneide an allmählich dicker werdend, oben in einen breiten Rücken auslief. Es hing an einem dicken Stabe von Messing, und das Ganze zischte ordentlich, wenn es die Luft durchschnitt.

Nun konnte ich nicht länger im Zweifel darüber sein, welches Schicksal mir die erfinderische Grausamkeit der Mönche zugedacht hatte. Es war den Dienern der Inquisition nicht entgangen, daß ich die Grube entdeckt hatte: jene Grube, deren Schrecken einem so versteckten Ketzer, wie ich es in ihren Augen war, bestimmt war – die Grube, dies Bild der Hölle, die, wie das Gerücht ging, das Grauenhafteste an Foltern barg, was die teuflische Grausamkeit der Mönche nur ausgeklügelt hatte. Durch einen bloßen Zufall war ich vor dem Sturz in diesen Abgrund bewahrt geblieben, und ich wußte, daß fürchterliche Überraschungen einen wichtigen Bestandteil der Ungeheuerlichkeiten des Foltertodes bildeten. Da ich selbst dem Sturz entgangen war, würde man mich nicht durch fremde Hand in den Abgrund schleudern; die Grube war so ein für allemal aus dem Marterplan ausgeschaltet. Es erwartete mich also eine andere, mildere Art der Vernichtung. Milder! Fast mußte ich in meiner Todesangst auflachen, einen solchen Gedanken unter solchen Umständen gedacht zu haben.

Doch was würde es nützen, von jenen langen, langen Schreckensstunden reden zu wollen, in denen ich die sausenden Schwingungen des scharf geschliffenen Stahles zählte! Zoll um Zoll, Linie um Linie, mit kaum erkennbaren, nur nach längeren Zeiträumen, die mir wie Jahrhunderte erschienen, merklichen Senkungen schwebte das entsetzliche Instrument auf mich herab! Tage vergingen – viele Tage mochten vergangen sein, bis es so dicht über mir hin und her sauste, daß mich die raschen Schwingungen wie ein glühender Atem anfächelten! Schon drang der

Geruch des scharfen Stahles in meine Nase. Ich betete – ich schrie zum Himmel empor, daß er die Bewegungen des Pendels beschleunige. Ich wurde wie rasend, wie tollwütig und bäumte mich aufwärts, um mich dem gräßlichen Vernichter schneller anheimzugeben. Dann wurde ich plötzlich sehr ruhig, sank zurück und blickte den glitzernden Tod lächelnd an, wie ein Kind ein seltsames Spielzeug.

Chronophobie

Angst vor Zeit

gr. χρόνος (chrónos) »Zeit, Zeitdauer, Lebenszeit«

Die so genannte Torschlusspanik ist eine Form der Chronophobie: Da nichts die verrinnende Zeit aufhalten kann, fühlen sich Menschen von ihr bedroht, die ein Ziel nicht erreicht haben, das sie sich in ihrer Biografie vorgenommen haben. Früher war hier der Druck auf unverheiratete Frauen am größten; noch im 19. Jahrhundert galt eine 25-Jährige als fast schon zu alt für die Ehe. Wer mit dreißig nicht verheiratet war, musste fürchten, ledig zu bleiben. Heute sind spätere Ehen kein Problem, aber der berufliche Druck wächst. Chronophobie ist oft auch inszeniert, weil das kalendarische Alter eine objektive Größe ist, die Denkarbeit erspart. Wenn ein Mitarbeiter »zu alt« ist, muss keine inhaltliche Diskussion mehr geführt werden.

Cyberphobie

Angst vor Computern

engl. cybernetics »Kybernetik«,
gr. κυβερνητική (τέχνη) [kybernētikḗ (téchnē)] »Steuerkunde«

Die Angst vor Computern hängt mit einem Gefühl zusammen, das der Philosoph Günter Anders die »prometheische Scham« genannt hat. Prometheus war in der griechischen Mythologie ein Titan, der den Menschen das Feuer brachte; die mit ihm verknüpfte Scham betrifft technische Leistungen, welche die Fähigkeiten des Menschen übertreffen, der sich angesichts seiner eigenen Produkte als Versager fühlt. In milderen Formen ist die Cyberphobie auch dem sonst entspannten Computernutzer vertraut, etwa insofern, als er ausgetretene Pfade wählt und es – ähnlich dem Wanderer im Dschungel – bevorzugt, sie nicht zu verlassen, um nicht durch einen »Absturz« überrascht oder von einem gefährlichen Virus oder einem Trojaner befallen zu werden, gegen die er sich mit einer Mauer aus Feuer (*Firewall*) zu schützen sucht.

Cyclophobie

Angst vor Fahrrädern

gr. κύκλος (kýklos) »Ring, Kreis«

Während heute das Fahrrad als harmloses und langsames Fortbewegungsmittel von allen Umweltexperten gelobt wird, haben sich zur Zeit seiner Einführung viele Menschen vor rasenden Radlern gefürchtet. Hunde, die sich bedroht fühlten, waren so aggressiv, dass sich die Radler mit eigens verkauften Knallpistolen wehren mussten. Radfahrer, die als Fußgänger unterwegs sind, wissen zu genau, dass der Radler vor dem Fußgänger mindestens ebenso viel Angst haben muss wie dieser vor ihm. Als der verwundbarste und am wenigsten geschützte Verkehrsteilnehmer tut der Radler gut daran, seine Realangst zu pflegen und achtlosen Autofahrern, plötzlich geöffneten Türen oder hakenschlagenden Kleinkindern mit gebührender Wachsamkeit zu begegnen.

Daemonophobie

Angst vor Dämonen

gr. δαίμων (daímōn) »Geist, Gottheit«

Bis heute eine der wichtigsten pädagogischen Ängste, die meist in einem religiösen Kontext geweckt und aufrechterhalten werden. Da die Eltern nicht alles sehen und kontrollieren können, machen sie dem Kind weis, es gäbe einen oder viele Teufel, Dämonen, Hexen, welche das Kind fürchterlich bestrafen, wenn es mit den elterlichen Geboten nachlässig umgeht, diese etwa gar nur ernst nimmt, solange die Eltern darüber wachen. Die Dämonen stehen dann für den bösen, verfolgenden Aspekt der Eltern und werden entsprechend mit fürchterlichen Krallen, Zähnen und Kräften ausgerüstet. Wie zäh dieser Aberglaube ist, zeigen die Hollywood-Serien, in denen College-Girls Dämonen und Vampire jagen müssen bzw. von diesen verfolgt werden.

Decidophobie

Angst vor Entscheidungen

engl. decide »entscheiden«, von lat. decidere »abschneiden«

Die Angst vor Entscheidungen ist ein wichtiges Zeichen von Störungen des Selbstgefühls, die sich in dem unrealistischen Streben nach Vollkommenheit (Perfektionismus) ausdrücken, das häufig depressive und zwanghafte

Erkrankungen begleitet. Die Betroffenen fürchten sich davor, etwas falsch zu machen, und übersehen darüber, dass häufig gar keine Entscheidung noch ungünstiger ist als eine fehlerhafte. Nicht weniger gefährlich ist die Abwehr dieser Angst, die dazu führt, dass Entscheidungen extrem hastig getroffen oder Ratgeber hinzugezogen werden, die nur eigene Interessen verfolgen. Der junge amerikanische Autor Benjamin Kunkel beschreibt diese Angst in seinem Roman *Unentschlossen*. Der Held der Erzählung versucht seine Angst vor Entscheidungen zu bekämpfen, indem er sich zumindest für eines entscheidet: Testperson für das willenssteigernde Medikament Abulinix zu werden.

Deipnophobie

Angst vor einer (gemeinsamen) Mahlzeit

gr. δεῖπνον (deĩpnon) »Essen, Speise, Mahlzeit, Hauptmahlzeit«

Der letzte Patient, der wegen einer Deipnophobie in meiner Praxis Hilfe suchte, litt zusätzlich an nervösen Schluckbeschwerden, die vor allem dann auftraten, wenn er sich beim Essen beobachtet fühlte. Er war durch einen Vater traumatisiert, der ihn massiv ablehnte und behauptete, er sei gar nicht sein Sohn, die Mutter sei fremdgegangen, als er in Kriegsgefangenschaft war. Eine frühere Patientin konnte nur dann mit ihren Eltern essen gehen, wenn sie vorher Beruhigungsmittel nahm. Sie fürchtete sich vor allem vor ihrem Vater; dieser könne sie nötigen, etwas zu essen, was sie gar nicht essen wolle. Die Ursache waren traumatische Erfahrungen mit diesem alkoholkranken Vater, der in betrunkenem Zustand die Grenzen des Mädchens nicht achtete. Beide Beobachtungen sprechen dafür, dass hinter einer Deipnophobie Gewalterfahrungen stecken, in deren Folge gemeinsames Essen unbewusst mit der Einwirkung bedrohlicher Mächte verknüpft ist.

Dementophobie

Angst vor Wahnsinn oder Geisteskrankheiten

lat. dēmēns »unsinnig, wahnsinnig, verrückt«
[Maniaphobie gr. μανία (manía) »Raserei, Wahnsinn«]

Die Angst vor Geisteskrankheit ist bei zwanghaften Persönlichkeiten verbreitet, welche angesichts heftiger Affekte denken, sie würden verrückt. Es tröstet sie wenig, wenn sie die klinische Wahrheit erfahren, dass Menschen, die sich fürchten, verrückt zu werden, selten wirklich verrückt sind. Manchmal verbirgt sich hinter der Dementophobie auch der Wunsch nach Selbstinszenierung als Draufgänger, Grenzüberschreiter, Tollkühner. Der im 19. Jahrhundert beliebte Zusammenhang von Genie und Wahnsinn wird heute bezweifelt. Schöpferische Leistungen entstehen nicht wegen, sondern trotz einer Geisteskrankheit, der zum Beispiel Hölderlin und Nietzsche schließlich erlegen sind.

Dendrophobie

Angst vor Bäumen

gr. δένδρον (déndron) »Baum«

Wie alle großen, eindrucksvollen Naturgestalten weckt auch der Baum gemischte Gefühle, unter Umständen auch Erinnerungen an frühere, ambivalent erlebte Mächte. Er ist anziehend und gefährlich, er spendet Schatten und raubt das Licht, man kann Zuflucht bei ihm finden oder von ihm erschlagen werden. In Tolkiens Werk über den *Herrn der Ringe* ist in der Beschreibung von Wäldern und vor allem von »lebendigen« Bäumen, die ihre Feinde zertreten oder erwürgen, diese Angst veranschaulicht.

Dentophobie

Angst vor dem Zahnarzt

lat. dēns »Zahn«

[Odonotophobie, gr. ὀδών (odṓn) »Zahn«]

Die Angst vor dem Zahnarzt kann dazu führen, dass sonst attraktive Menschen niemals lächeln, weil sie nicht wollen, dass jemand ihre ruinierten Zähne sieht, die sie lieber unter großen Schmerzen vor sich hin faulen lassen, als einen Zahnarzt aufzusuchen. Es gibt Hinweise, dass solche Störungen bei Männern und Frauen besonders ausgeprägt sind, die als Kinder sexuellen Übergriffen ausgesetzt waren und in Panik geraten, wenn etwas in sie eindringt. Es ist klug, einen Dentisten nicht mehr aufzusuchen, der kein Verständnis dafür hat, dass seine Patienten Angst vor ihm haben. Es gibt heute viele Zahnärzte, die mit Hypnose, aufmerksamer Anästhesie und in extremen Fälle sogar Narkose Patienten behandeln, die ohne diese Sorgfalt niemanden an ihre Mundhöhle lassen. Wenn diese Angst sich auch auf den Anblick von Zähnen erstreckt, können wir einen interessanten Aspekt unserer Beziehung zu diesen Organen betrachten. Zähne sind ein Symbol für etwas, das uns sowohl sehr wichtig wie nicht verlässlich mit uns verbunden ist; sie stehen daher für Gefahr schlechthin. Freud behauptete, die Träume, in denen wir Zähne verlieren, seien ebenso wie Träume von Erblindung im Grunde Kastrationsträume, wobei er die Kastration sehr weit fasste – nicht nur als Angst vor dem Verlust der Sexualorgane, sondern auch als Angst vor Liebesverlust, vor der Trennung vom Liebesobjekt.

Demophobie

Angst vor Menschenmassen

gr. δῆμος (dẽmos) »Gemeinde, Volk, große Menge«

Die Angst vor Menschenmassen ist mit der Agoraphobie und der Klaustrophobie verwandt. Sie verbindet Elemente beider Urängste. Menschengedränge behindert die Fluchtmöglichkeiten und erhöht in unserer archaischen Fantasie die Gefahr eines Angriffs, ähnlich wie ein freier Platz, an dem wir keine Deckung finden können. Dazu kommt eine narzisstische Kränkung: Wer sich in einer Masse von Menschen bewegt, erfährt nachdrücklich, dass er nichts Besonderes ist, sondern nur einer von vielen.

Dermatophobie

Angst vor Hautkrankheiten

gr. δέρμα (dérma) »Haut«

[Dermatopathophobie gr. πάθος (páthos) »Leid, Unglück, Missgeschick, Schmerz«]

Während andere Krankheiten dem Opfer die Entscheidung darüber lassen, ob sie ihre Umwelt darüber informieren oder nicht, lösen Hautkrankheiten dadurch Angst aus, dass sie entweder gar nicht oder zumindest nicht vor einem Sexualpartner verborgen werden können. Die Haut ist das Organ der Scham. Schamgefühle sind sehr belastend und lösen Ängste aus. Vor allem die allergischen Ekzeme, auch Neurodermitis genannt, können einen Teufelskreis auslösen: Sie entstehen oder jucken besonders schlimm, wenn die Betroffenen in seelische Spannungen geraten; umgekehrt fürchten sich diese gerade dann umso mehr, dass ihre Hautkrankheit wieder auftreten könnte.

Dextrophobie

Angst vor Gegenständen an der rechten Seite des Körpers

lat. dexter »rechts, zur rechten Hand«

Diese Angst zeigt, wie genau unser Gehirn auf unsere Umwelt reagiert. Manchmal verraten beispielsweise Schlafgewohnheiten, von welcher Seite jemand die größere Gefahr erwartet. Boxer unterscheiden zwischen Links- und Rechtsauslegern. Es gibt einen Zusammenhang mit traumatischen Erfahrungen und einen weiteren mit der »Händigkeit« – ob also eine Person linkshändig, rechtshändig oder beidhändig ist. Eine andere Ursache können Einschränkungen im Gesichtsfeld sein, die dazu führen, dass ein Mensch durch Reize, die aus einer für ihn falschen Richtung kommen, immer wieder unangenehm überrascht wird.

Dikephobie

Angst vor dem Rechtswesen

gr. δίκη (díkē) »Brauch, Sitte, Recht, Gerechtigkeit«

Die Angst vor dem Rechtssystem baut sich oft in Familien auf, in denen Polizei und Justiz als Feinde erlebt werden, welche die Privilegien anderer schützen. In Armenvierteln weckt ein Polizeiwagen häufig keine Gefühle der Sicherheit, sondern eher Angst und Aggression. Wer gegen Gesetze verstößt, hat gute Gründe für seine Ängste vor dem Staatsanwalt; eine Dikephobie liegt dann vor, wenn jemand beispielsweise auch dann die Polizei nicht einschaltet, wenn sie seine Interessen schützen würde.

Dipsophobie

Angst vor dem Trinken

gr. δίψα (dípsa) »Durst«

Ein berühmtes Beispiel für die Dipsophobie bietet die von Sigmund Freud und Josef Breuer veröffentlichte Fallgeschichte über Anna O., welche in Wahrheit Bertha Pappenheim hieß und viel zur Entdeckung der Psychoanalyse beigetragen hat. Anna O.'s Krankheit war aufgetreten, als sie ihren schwer leidenden Vater pflegte. Sie war damals 21 Jahre alt und litt an einer steifen Lähmung der rechten Körperhälfte, teilweiser oder völliger Blindheit, heftigem nervösen Husten, einmal wochenlang an einer Unfähigkeit, trotz quälenden Durstes zu trinken, sie konnte ihre Muttersprache eine Zeit lang weder sprechen noch verstehen und verfiel häufig in einen Zustand der Verworrenheit. Statt, wie es die meisten Ärzte seinerzeit getan hätten, diese Störungen als nervöse Degeneration zu bagatellisieren, beschäftigte sich Breuer geduldig mit der Kranken.

Es fiel ihm auf, dass sie in ihren geistesabwesenden Zuständen bestimmte Worte vor sich hinmurmelte. Breuer versetzte nun Anna O. in Hypnose und sagte ihr diese Worte wieder vor; sie ging darauf ein und erzählte jedes Mal eine Reihe trauriger, oft poetisch schöner Fantasien, die gewöhnlich die Situation eines Mädchens am Krankenbett seines Vaters zum Ausgangspunkt hatten. Konnte die Kranke eine Reihe solcher Tagträume erzählen, so war sie nachher wie befreit und kehrte aus dem Dämmerzustand in einen Zustand klaren Bewusstseins zurück.

Zum ersten Mal beobachtete Breuer dies, als Anna O. nicht mehr trinken konnte und trotz heftigen Durstes das ersehnte Glas Wasser zurückstieß. Nach einigen Wochen erinnerte sie sich in der Hypnose plötzlich an eine Szene, in der sie ihre englische Gouvernante beobachtet hatte, wie diese einen kleinen Hund, ein ekelhaftes Vieh, aus einem Wasserglas trinken ließ. Anna O. hatte damals ihren heftig aufwallenden Ekel unterdrückt; jetzt, in der Hypnose, gab sie ihm energisch Ausdruck, verlangte anschließend zu trinken und erwachte, das Glas noch an den Lippen, seither von dieser Störung völlig geheilt.

Diese Entdeckung Breuers ist für die Geschichte der Psychotherapie sehr wichtig: Er erkannte, dass ein hysterisches Symptom kein willkürliches Produkt eines geschwächten Gehirns ist, sondern dass es durch seelische Vorgänge geprägt oder, wie Freud sagte, determiniert wurde. Nach dem griechischen Wort für Verwundung, *Trauma*, nannte man auch diese seelischen Verletzungen Traumen, wobei bereits Breuer erkannte, dass viel öfter als ein einzelnes Trauma (wie im Fall des trinkenden Hundes) eine ganze Kette von Traumen eine Neurose verursacht.

Domatophobie

Angst vor Häusern oder davor, sich in Häusern aufzuhalten

gr. δῶμα (dõma) »Haus, Gebäude«

»Mein Haus ist meine Burg!« Das gilt keineswegs immer, es hängt davon ab, dass in der Fantasie der Betroffenen die Gefahr von »draußen« kommt und daher die bergenden vier Wände die Angst mindern. Bei der Domatophobie gilt das Gegenteil. Die Bedrohung wird im Inneren, im Eingeschlossensein vermutet; daher lässt die Angstspannung nach, wenn sich diese Personen im Freien aufhalten. Kipling erzählt im *Dschungelbuch*, wie der mit Wolfsgeschwistern aufgewachsene Mowgli bei seinem ersten Eintreten in ein Haus fürchtet, in eine Falle geraten zu sein.

Doraphobie

Angst vor Haut, Fell oder Tierhäuten

gr. δορά (dorá) »abgezogene Haut, Fell«

Die Angst vor Tierfellen entsteht manchmal durch das Grausen des Kindes, das sieht, wie einem geschlachteten Tier die Haut abgezogen wird und sich mit diesem Tier identifiziert. In anderen Fällen steht eine Angst vor sexuellen Wünschen und vor Anklammerungsbedürfnissen hinter der Doraphobie: Haare sind (wie wir unter anderem aus der biblischen Geschichte von Simson und aus der aktuellen Kopftuchdebatte erfahren) ein Symbol für sexuelle Attraktivität und Lebenskraft. Sie werden durch die Tabuisierung sexueller Fantasien zum Anlass für Ekel, wenn sie an einer »falschen« Stelle auftauchen.

Doxophobie

Angst, eine Meinung auszudrücken oder Lob zu erhalten

gr. δοξά (doxá) »Meinung, Ruf, Ruhm«

Die mit dieser Phobie verknüpften Ängste werden in ihrem inneren Zusammenhang deutlicher, wenn wir uns vergegenwärtigen, dass sich ein wesentlicher Bereich anerzogener Schranken gegen die exhibitionistischen Bedürfnisse des Menschenkindes richtet. Unbefangene Kinder wollen allen alles zeigen, was sie an sich gut finden; sie sind auch entsprechend bereit, andere zu bewundern. Eltern, die ihre Kinder erziehen, versäumen oft, sie genügend zu bewundern; sie wollen zwar selbst anerkannt werden, loben aber ihre Kinder nicht, sondern kritisieren sie und fordern von ihnen, sie sollten erst etwas lernen und leisten, ehe sie sich zeigen. Daraus ergeben sich schwer zu überwindende Ängste, die im Fall der Doxophobie vor allem den geistigen Exhibitionismus betreffen: die eigene

Meinung zur Geltung zu bringen und für die eigene Klugheit und Eloquenz Lob zu erwarten. Die Angst, gelobt zu werden, hängt mit der Scham zusammen, welche dann entsteht; diese mobilisiert Ängste gegen unbewusst gewordene, unersättliche Bestätigungsbedürfnisse.

Dromophobie

Angst vor Straßen

gr. δρόμος (drómos) »Lauf, Wettlauf, Rennbahn«

Die Angst vor (verkehrsreichen) Straßen ist nur allzu begründet; krankhaft wird sie, wenn auch sichere Querungen (wie grün geschaltete Ampeln) Angst auslösen. Da die Straße keine Deckung bietet, zapft diese Phobie denselben genetischen Angstspeicher an wie die Agoraphobie. Wenn wir wählen können, ist uns in der Regel der sichere Platz – im Restaurant etwa mit dem Rücken zur Wand – lieber.

Dysmorphophobie

Angst vor Missbildung

gr. δύσμορφος (dýsmorphos) »missgestaltet, hässlich«

Wichtige narzisstische Angst, die zu gefährlichen und letztlich wirkungslosen Aktionen führen kann, etwa »Schönheitsoperationen« oder einer operativen Vergrößerung des Penis. Die Dysmorphophobie ist ein sehr lehrreiches Beispiel dafür, dass die menschliche Wahrnehmung primär äußerst subjektiv ist und erst unter günstigen Umständen dazu kommt, ein brauchbares und verbindliches Bild der Wirklichkeit zu erarbeiten. Daher können Menschen, die von anderen als sehr schlank oder sehr schön gefunden werden, sich selbst von Fettpolstern bedeckt und extrem hässlich finden. Dahinter steckt eine

Depression, genauer: eine gegen das eigene Selbst gerichtete Aggression, die sich dem Betroffenen nicht unmittelbar, sondern als Gemisch aus Unzufriedenheit und möglicher »Lösung« zu erkennen gibt. »Wenn ich erst die richtige Nase, die richtige Penisgröße habe, dann werde ich endlich das richtige Leben finden, von anderen Menschen geliebt werden, eine attraktive Partnerin finden!« Wenn die Betroffenen nach einem solchen verleugnenden Lösungsversuch bemerken, dass sich eigentlich nichts geändert hat, setzten sie sich meist nicht mit ihrer Dysmorphophobie auseinander, sondern planen die nächste Operation.

Dystychiphobie

Angst vor Unfällen

gr. δυστυχία (dystychía) »Unglück, Missgeschick, Unfall, Niederlage«

Die Angst vor Unfällen ist zum Teil vernünftig; jeder von uns hat schon erlebt, wie in Sekunden aus einem gesunden und zufriedenen Leben etwas ganz anderes werden kann. In krankhaften Fällen bezieht sie sich häufig nicht auf die Betroffenen, sondern auf eine ihnen nahestehende Person, zu der sie eine von starker Abhängigkeit bestimmte und unbewusst auch aggressive Beziehung pflegen. Der Unfall wäre für diese unbewusste Komponente der Beziehung erwünscht und wird daher von der bewussten Komponente mit besonderer Heftigkeit befürchtet. Wer nach einer Reise zu Hause anruft, um mitzuteilen, dass er gut angekommen ist, erfüllt eine Pflicht der Höflichkeit und liebevollen Zuwendung. Wer aber von einem ängstlichen Partner aufgefordert wird, stündlich anzurufen, um zu signalisieren, dass immer noch nichts passiert ist, sollte sich Gedanken über die Aggressionen machen, die in solchem Verlangen verborgen sind.

Eleutherophobie

Angst vor Freiheit

gr. ἐλεύθερον (eleútheron) »frei, Freiheit«

Die Furcht vor der Freiheit ist der Titel eines Buchs des Sozialpsychologen und Psychoanalytikers Erich Fromm. Er schildert darin, dass sich viele Menschen in der demokratischen Gesellschaft nicht genügend beschützt und sicher fühlen. Daher sehnen sie sich nach einem starken Führer oder einem charismatischen Ideologen, der ihnen Erlösung verspricht. Im Alltag führt die Eleutherophobie dazu, Entscheidungen anderen Personen zuzuschieben, die dann für deren unerwünschte Folgen verantwortlich gemacht werden können.

Emetophobie

Angst, sich übergeben zu müssen

gr. ἔμετος (émetos) »das Erbrechen«

Die Angst vor dem Erbrechen ist eine der Ängste, die sich selbst erzeugen können. Bei Personen mit gesteigerter Reizbarkeit des Brechzentrums im Gehirn kann ängstliche Spannung zu Übelkeit und Erbrechen führen, die dann zum Auslöser neuer Ängste werden. Die Emetophobie wird durch die Angst vor Beschämung verstärkt, da Erbrechen als hässlich und widerlich gilt. Von »Mir wird schlecht« ist es nicht weit zu »Ich bin schlecht«.

Enissophobie

Angst vor Kritik

gr. ἐνίσσειν (eníssein) »tadelnd anreden, schelten, ahnden«

Wer Angst hat, sagt ein Sprichwort, zählt jeden Feind doppelt. Das gilt auch für Versagens- und Schuldgefühle: Wer diese mit Angst besetzt, findet sich schnell in den Klauen einer Fantasie, das Geschehene sei niemals wieder gut zu machen und führe zu unheilbaren Folgen. In der katholischen Tradition der »Todsünde«, welche – wenn nicht gebeichtet und gebüßt – zur ewigen Verdammnis führe, ist die Enissophobie kulturell inszeniert und ein Mittel zur sozialen Kontrolle. Die Bilder eines liebenden, gnädigen und verzeihenden Gottes werden sehr viel weniger gepflegt.

Entomophobie

Angst vor Insekten

gr. (ζώον) ἔντομον, [(zṓon), éntomon] »Insekt«, zu
ἔντομος (éntomos) »eingeschnitten«
[Insektophobie, lat. īnsecta »Insekten, Kerbtiere«, zu
lat. īnsecāre »einschneiden«]

Wenn die Insektenängste unter mehreren Namen beschrieben und dann auch noch mit speziellen Insekten (Spinnenangst, siehe Arachnophobie) verknüpft werden, bedeutet das wohl, dass sie ebenso verbreitet wie vielgestaltig sind. Obwohl Insekten im gemäßigten Klima fast immer nur Plagegeister sind, stehen sie doch oft für Ängste vor Gefahren, die weniger sichtbar und greifbar werden, etwa Mikroben, oder aber auch »böse Gedanken«, die nachts wie Schaben aus dem Gully kriechen.

Eosophobie

Angst vor der Dämmerung

gr. ἠώς (ēṓs) »Morgenröte, Morgen, Tagesanbruch«

Angstkranke berichten oft, dass ihre Ängste sie im Morgengrauen besonders heftig peinigen. Sie schlafen abends ein, finden sogar ein paar Stunden Ruhe und schrecken in der Zeit der Dämmerung hoch, würden gerne in den Schlaf zurückfinden und können nicht. Während draußen der Tag graut, graut ihnen vor dem Tag. Erfahrungsgemäß schwindet diese Angst, wenn sich die Betroffenen erst einmal aufraffen, nicht mehr auf die Rückkehr des Schlafes warten, sondern ihre Aufgaben anpacken und darüber ihren Tiefpunkt vergessen. In dieser besonderen Angstneigung im Morgengrauen wurzeln auch Berichte über die archaische Kriegslist, im Morgengrauen anzugreifen, wenn der Gegner besonders leicht zu erschrecken ist.

Ephebiphobie

Angst vor Jugendlichen

gr. ἔφηβος (éphēbos) »Jüngling«

In manchen Altenwohnanlagen der USA ist die Ephebiphobie feste Regel: Keine jungen Menschen sollen die Anlage betreten. Für viele alte Menschen sind Jugendliche eine Qual und eine Quelle von Angst: Sie bewegen sich so schnell, dass man ihnen nicht ausweichen kann, sie tauchen überraschend mit dem Mountainbike auf einem ruhigen Waldweg hinter ihnen auf, sie reden und lachen impertinent laut, schreien bei jeder Gelegenheit, rennen einen nieder oder reißen einem die Handtasche weg. Diese Ängste werden gelegentlich durch den Neid der Alten auf die Vitalität der Jugend verstärkt. Wer keine jungen Menschen sehen, sich nicht mit ihnen auseinandersetzen muss, kann diesen Neid und die mit ihm verknüpften aggressiven Gefühle vermeiden.

Epistaxiophobie

Angst vor Nasenbluten

gr. ἐπίσταξις (epístaxis) »das Darauftröpfeln«,
Med. »Nasenbluten«

Ich habe einmal in einer Selbsterfahrungsgruppe beobachtet, wie ein Mitglied mitten in einem Streit begann, heftig aus der Nase zu bluten. Wegen der Blutfülle in diesem Organ und der dicht unter der Schleimhaut liegenden Blutgefäße sind solche Reaktionen auf Spannungszustände nicht ganz selten. Die mit ihnen verknüpfte Peinlichkeit führt dazu, dass sie sekundäre Ängste auslösen, nach dem Motto: Solange ich mich verstecken kann, fallen meine Gefühle niemandem auf, aber wenn plötzlich Blut aus meiner Nase fließt, sehen alle, dass mit mir etwas nicht stimmt. Wilhelm Fliess, ein enger Freund von Sigmund Freud während der Aufbauzeiten der Psychoanalyse, war davon überzeugt, dass sehr viele seelische Spannungen durch Eingriffe an der Nase behandelt werden können. Freud selbst hat ihm eine Weile so sehr geglaubt, dass auch er einen dieser Eingriffe bei sich vornehmen ließ.

Epistemophobie

Angst vor Wissen

gr. ἐπιστήμη (epistḗmē) »Verständnis, Wissen, Wissenschaft«

»Vielmehr weiß Gott, dass an dem Tag, da ihr davon esset, euch die Augen aufgehen und ihr sein werdet wie Götter, die Gutes und Böses erkennen!« So spricht die Schlange im dritten Kapitel der Genesis und verführt Eva dazu, »Einsicht zu gewinnen« (Übersetzung der Jerusalemer Bibel, Freiburg 1968). Vielleicht ist es diese Tradition, die das Streben nach Wissen, Einsicht und Neugier verteufelt. Der Mensch weiß gern »alles«, denn genaues Wissen über seine Umgebung kann lebensrettend sein. Aber er fürchtet sich auch, »zu viel« zu wissen, wenn diese Einsichten nicht verarbeitet werden. Typische Inhalte einer Epistemophobie sind beispielsweise lebensbedrohliche Erkrankungen oder Anlässe für Eifersucht.

Eremophobie

Angst vor Einsamkeit

gr. ἔρημος (érēmos) »einsam, verlassen«

Die Angst, allein zu sein, ist eine zentrale menschliche Angst, die während langer Perioden des Lebens (Kindheit, Krankheit, Alter) eine wichtige Hilfe in unserer Orientierung leistet. Unter den Lebensbedingungen der Wildnis ist das Kind, das gar keine Probleme damit hat, weitab von anderen alleine herumzustreifen, bald ein totes Kind. Daher ist die Eremophobie genetisch angelegt, wird aber in der normalen Entwicklung durch innere Strukturen kontrolliert, die sich aus guten Beziehungen ergeben. Wer sich des Wohlwollens seiner Bezugspersonen sicher ist, fürchtet sich nicht vor einer vorübergehenden Trennung. Heftige Angst vor Einsamkeit signalisiert, dass dieses Urvertrauen nicht stabil ist und andere Personen sozusagen in Sicht- oder Hörweite bleiben müssen, um die Angst zu zähmen, verlassen zu werden.

Ereuthophobie

Angst zu erröten

gr. ἐρεύθειν (ereúthein) »rot machen, rot werden«
[Erythrophobie gr. ἐρυθρός (erythrós) «rot, rötlich«]

Wenn uns ein Mensch berichtet, dass er sich kaum mehr unter Leute wagt und einen Beruf ausgeschlagen hat, der das von ihm fordert, weil er sich fürchtet, rot zu werden, können wir uns kaum einfühlen. Was ist da schon dran? Dann wird er eben rot – na und? Ist doch nett, ist doch nur menschlich, tut doch niemandem weh! Von Erythrophobie geplagte Personen können mit solchem Trost nicht viel anfangen. Sie erleben schreckliche Gefühle der Scham, der Peinlichkeit, sind überzeugt, dass alle ihnen ihre Angst und Scham ansehen und sie deshalb verachten. Es geht hier weniger um die Angst vor dem Erröten als um die Bedeutung des Errötens für das Selbstgefühl und für die Beziehung eines Menschen zu seinem ursprünglichen Exhibitionismus. Darf ich auffallen, darf ich etwas Ungewöhnliches verkörpern, darf ich etwas anderes sein als cool und selbstsicher?

Ergophobie

Angst vor Arbeiten

gr. ἔργον (érgon) »Tat, Arbeit, Werk«
[Ergasiophobie, gr. ἐργασία (ergasía) »Arbeit, Tätigkeit, das Verfertigte«]

Es gibt Arbeiten, die wenig Sicherheit und Schutz bieten und ein dauerhaftes Risiko bedeuten. Ein Beispiel sind die Bauarbeiter, welche bis in die Fünfzigerjahre in schwindelnder Höhe die Stahlskelette von Wolkenkratzern zusammenschraubten: Sie konnten scheinbar mühelos in schwindelnder Höhe auf schmalen Trägern laufen.

Manchmal aber erkrankte einer plötzlich an einer Ergophobie und wurde unfähig, diese Tätigkeit weiter auszuüben. Ein anderes Beispiel für eine Ergophobie sind Chirurgen, die plötzlich nicht mehr operieren können, oder Schauspieler, die an unüberwindlicher Angst erkranken, nicht mehr sprechen oder nicht mehr stehen zu können, sobald sie die Bühne betreten. Nicht immer tritt diese Angst nach Fehlern auf, welche den Betroffenen ihre bisherige Sicherheit rauben. Es gibt auch Fälle einer Erschöpfung der Gegenkräfte, die schleichend beginnen.

Erotophobie

Angst vor Sexualität

gr. ἔρως (érōs) »sinnliche Liebe, das Verlangen«

Da erotische Beziehungen von starken Tabuisierungen umgeben sind, wehren viele Menschen ihre sexuellen Wünsche ab und reagieren mit Ängsten, wenn ihnen das nicht ausreichend gelingt. Häufig werden diese Ängste versteckt, beispielsweise durch Entwertung jener Personen, mit denen realer Kontakt möglich wäre, während gleichzeitig unerreichbare Geliebte das Ziel sehnsüchtiger Fantasien sind. Ähnliche Aufgaben kann die Beschäftigung mit Pornografie erfüllen: Die medial kontrollierbare Erotik täuscht über die Ängste vor gelebter Sexualität hinweg.

Frankophobie

Angst vor Frankreich, seiner Kultur etc.

mlat. francus »fränkisch«

An sich ist es ein Kompliment für eine Nation, wenn sie durch eine eigene Phobie charakterisiert wird. Das passt besonders zu jener Nation, die sich wegen ihrer Pioniertaten in der gesellschaftlichen Entwicklung (Aufklärung, bürgerliche Revolution) gerne »la grande«, die Große, genannt hat und nennt. Wo Fremdes eindrucksvoll ist und zum Vorbild genommen wird, weckt es auch die Ängste vor Überfremdung; diese haben die Franzosen gar nicht selten auch in England, in Deutschland, in Spanien und Afrika ausgelöst.

Gamophobie

Angst vor der Ehe

gr. γάμος (gámos) »Hochzeit, Ehe«

Die Angst vor der Ehe ist eine Variante der Angst, Entscheidungen zu treffen. Die Ehe symbolisiert eine nicht mehr auflösbare Bindung; sie weckt daher die Fantasie, ein Leben lang in einer womöglich missratenen Beziehung gefangen zu bleiben. Personen, die als Kinder eine unglückliche Ehe ihrer Eltern miterleben mussten und sich oft wünschten, diese würden sich entweder vertragen oder trennen, leiden häufiger an einer Gamophobie als andere.

Franz Kafka, *Tagebuch*, 21. Juli 1913 »

Zusammenstellung alles dessen, was für und gegen meine Heirat spricht:

1 Unfähigkeit allein das Leben zu ertragen, nicht etwa Unfähigkeit zu leben, ganz im Gegenteil, es ist sogar unwahrscheinlich, daß ich es verstehe, mit jemandem zu leben, aber unfähig bin ich den Ansturm meines eigenen Lebens, die Anforderungen meiner eigenen Person, den Angriff der Zeit und des Alters, den vagen Andrang der Schreiblust, die Schlaflosigkeit, die Nähe des Irreseins – alles dies allein zu ertragen bin ich unfähig. Vielleicht, füge ich natürlich hinzu. Die Verbindung mit F. wird meiner Existenz mehr Widerstandskraft geben.

2 Alles gibt mir gleich zu denken. Jeder Witz im Witzblatt, die Erinnerung an Flaubert und Grillparzer, der Anblick der Nachthemden auf den für die Nacht vorbereiteten Betten meiner Eltern, Maxens Ehe. Gestern sagte meine Schwester: »Alle Verheirateten (unserer Bekanntschaft) sind glücklich, ich begreife es nicht« auch dieser Ausspruch gab mir zu denken, ich bekam wieder Angst.

3 Ich muß viel allein sein. Was ich geleistet habe, ist nur ein Erfolg des Alleinseins.

4 Alles was sich nicht auf Litteratur bezieht, hasse ich, es langweilt mich Gespräche zu führen (selbst wenn sie sich auf Litteratur beziehn) es langweilt mich Besuche zu machen, Leiden und Freuden meiner Verwandten langweilen mich in die Seele hinein. Gespräche nehmen allem was ich denke die Wichtigkeit, den Ernst, die Wahrheit.

5 Die Angst vor der Verbindung, dem Hinüberfließen. Dann bin ich nie mehr allein.

6 Ich bin vor meinen Schwestern, besonders früher war es so, oft ein ganz anderer Mensch gewesen, als vor andern Leuten. Furchtlos, bloßgestellt, mächtig, überraschend, ergriffen wie sonst nur beim Schreiben. Wenn ich es durch Vermittlung meiner Frau vor allen sein könnte! Wäre es dann aber nicht dem Schreiben entzogen? Nur das nicht, nur das nicht!

7 Allein könnte ich vielleicht einmal meinen Posten wirklich aufgeben. Verheiratet wird es nie möglich sein.

Geliophobie

Angst vor Lachen

gr. γελᾶν (gelãn) »lachen, verlachen, verspotten«

Wenn sie mit einem Lächeln begrüßt werden, fühlen sich die meisten Menschen angelacht, einige aber ausgelacht; diese leiden an einer Geliophobie. Wie alle wichtigen Gefühlsäußerungen hat Lachen eine liebevoll-werbende und eine aggressive Seite; es drückt Freundschaft und Zuneigung aus, aber auch Hohn und Spott. »Ich bin ein Mädchen vom Lande und habe den ersten Mann geheiratet, der mich zum Lachen brachte«, steht für die kontaktstiftende Funktion des Lachens; »Lächerlichkeit tötet« für die aggressive.

Genophobie

Angst vor Fortpflanzung

gr. γένος (génos) »Geschlecht, Abstammung, Familie, Gattung«

Angst vor Sexualität, genauer, vor der Fortpflanzung. Während in der Erotophobie vor allem die Angst vor überwältigenden Gefühlen und daraus resultierender emotionaler Abhängigkeit dominiert, weist die Genophobie auf Ängste hin, in einer nächsten Generation Leiden zu wiederholen oder weiterzugeben, die von den Betroffenen selbst noch nicht verarbeitet werden konnten. Genophobiker neigen dazu, sich schon in jungen Jahren sterilisieren zu lassen, weil sie den Gedanken unerträglich finden, sie könnten »aus Versehen« Kinder zeugen oder empfangen. Manchmal verändert diese Phobie sich später; dann stehen Mikrochirurgen vor der schwierigen Aufgabe, die zerstörte Fruchtbarkeit wiederherzustellen.

Genyophobie

Angst vor dem Kinn

gr. γένυς (génys) »Kinn, Kinnbacken«

Die meisten Menschen würden sich fragen, ob unter Genyophobie eine rätselhafte Angst gemeint ist, genial zu sein oder einem Genie zu begegnen. Aber gemeint ist nicht das Genie, sondern das Kinn. Neben der Nase, der weiblichen Brust und dem Penis ist das Kinn eines der häufig mit Befürchtungen (siehe Dysmorphophobie) belegten Organe. Es ist zu klein, nicht markant genug, oder aber zu groß und zu bedrohlich. Die entsprechende kosmetische Operation wird Kinnrandverlagerung genannt.

Genuphobie

Angst vor dem Knie

lat. genū »Knie«

Das Knie ist in unserem Körpererleben eines der wichtigsten Gelenke, dessen Leistungsfähigkeit nicht nur über die Karrieren von Sportlern oder Tänzern entscheidet. Es ist darüber hinaus auch ein Sexualorgan (»Was machst du mit dem Knie, lieber Hans, beim Tanz?«). Die Genuphobie kann entweder das Versagen dieses Organs betreffen – viele Ängstliche fühlen, dass sie »weich in den Knien« werden – oder aber die in ihm symbolisierten sexuellen Fantasien.

Gephyrophobie

Angst, Brücken zu überqueren

gr. γέφυρα (géphyra) »Brücke, Damm, Erdwall«

Die Angst, eine Brücke zu überqueren, kombiniert Elemente einer Agoraphobie mit der Angst vor Höhen bzw. Abgründen. Während der Wanderer im normalen Gelände nichts Gefährliches tun kann, reicht bei der Brücke ein einziger Schritt oder – falls ein Geländer vorhanden – ein Sprung, um in den Abgrund zu stürzen, in einem Gewässer zu ertrinken. Diese Steigerung einer inneren Spannung, welche jedem, der eine Brücke überschreitet, zumindest im Anklingen das Empfinden vermittelt, etwas Besonderes zu tun, wird in der Brückenangst übersteigert und dann phobisch abgewehrt: Die Betroffenen machen Umwege oder können eine Brücke nur in Begleitung passieren. Wer solche Ängste überwinden will, sollte mit harmlosen, niedrigen und gut gesicherten Brücken anfangen; wenn er diese überqueren kann, werden ihm auch die »gefährlichen«, bei Selbstmördern beliebten Brücken keine unüberwindlichen Schwierigkeiten mehr bereiten.

Geraskophobie

Angst zu altern

gr. γηράσκειν (gēráskein) »altern, alt, schwach, reif werden«

Wir fürchten uns vor dem nackten Alter weit weniger als vor seinen Kostümen: vor allem vor Hinfälligkeit, Ohnmacht, Behinderung, Unfähigkeit, sich selbst zu waschen, die eigenen Ausscheidungen zu kontrollieren, gegen Schmerzen und Misshandlungen etwas zu unternehmen. Da wir von Anbeginn unseres Lebens altern, ist uns dieser Prozess ebenso vertraut, wie sein unweigerliches Ende mit dem Tod banal ist. Es scheint auch eine menschliche Grundhaltung zu sein, die emotionale Brisanz des Alters so lange zu verleugnen, bis wir an einem oder mehreren Ereignissen spüren, dass wir die Phase der wachsenden Grandiosität hinter uns haben und uns darauf einstellen müssen, dass unser Leben nicht mehr expandiert.

Dieses psychische Feld, in dem sich Alter und Jugend gewissermaßen überschneiden, beginnt bei einem Leistungssportler bereits mit fünfundzwanzig Jahren, bei anderen erheblich später. In diesem Feld können sich durchaus noch neue Ansätze ergeben, neue Entwicklungen beginnen, aber die körperliche Basis des Selbstgefühls stellt das Ich in jedem Fall vor die Aufgabe, sich damit abzufinden, dass die Spielräume enger geworden sind; dass es ebenso viel und mehr Energie beanspruchen wird, nicht unter das erreichte Niveau zu sinken.

Angst bereitet uns schlecht auf diese Auseinandersetzung vor, weil sie uns nahelegt zu vermeiden, was wir fürchten, möglichst wenig daran zu denken und Vorsorge abzulehnen, weil sie ja solche Gedanken erzwingt.

Wir bekämpfen unsere Angst vor dem Alter mit dem Wunsch, nicht alt zu werden, wohl wissend, dass wir keine Aussicht auf einen Sieg haben. Dieser Wunsch ist unerfüllbar, er ist kindlich, aber er ist keineswegs töricht. Er ist vielen nachdenklichen Menschen nahe. Aber gegen das Alter hilft nicht die Jugend, das Jungbleiben, das Training oder die Vorsorgeuntersuchung. Sie alle zögern es nur hinaus. Wirkliche Hilfe bringt nur der Tod. Aber den Tod fürchten die meisten von uns noch mehr als das Alter. (Überarbeitet aus: W. Schmidbauer, *Altern ohne Angst*, Reinbek 2001, S. 8)

Gerontophobie

Angst vor dem Alter, vor alten Menschen

gr. γέρων (gérōn) »Greis, alter Mensch«

Eine Freundin hatte ihre zunehmend pflegebedürftige, fast neunzigjährige Mutter endlich dafür gewonnen, ein schön gelegenes Altenstift in der Umgebung wenigstens zu besuchen und sich über die Bedingungen dort zu informieren. Als die alte Dame mit ihr nach Hause fuhr, sagte sie empört zu ihrer Tochter: »Da gehe ich niemals hin. Die sind mir alle viel zu alt!« In der Gerontophobie wird sozusagen der Bote für die Botschaft abgelehnt; der Anblick alter Menschen erinnert an das eigene Alter und damit an eine Zukunft, der niemand entgehen kann, es sei denn durch Verleugnung.

Geumaphobie

Angst vor Geschmack

gr. γεῦμα (geũma) »Probe zum Kosten, das (Vor-)kosten«

Wenn ein Mensch etwas gegessen hat, das ihm nicht bekommt, schützt sich der Körper auf zwei Wegen: Einmal wird die unverträgliche Speise durch Erbrechen wieder entfernt. Zum zweiten sind die Empfindungen, welche das

Erbrechen begleiten, so eindrucksvoll und unangenehm, dass wir sie lange Zeit speichern und eine auf die »schuldige« Speise bezogene Phobie entwickeln. Wir meiden alles, was uns an Geruchs- und Geschmacksempfindungen an sie erinnert. Die Geumaphobie wird vor allem dann problematisch, wenn sie sehr wichtige und beispielsweise in einer Notsituation unersetzliche Nahrungsmittel meiden lässt. Eine in der Kindheit erworbene und bis heute nicht ganz überwundene Geumaphobie gegen Schlagsahne empfindet der Autor jedoch nicht als gefährlich.

Glossophobie

Angst, öffentlich zu sprechen

gr. γλῶσσα (glõssa) »Zunge, Redegabe, Äußerung, Sprache«

Die Angst, öffentlich zu sprechen, gehört zu den Ängsten, welche durch die Einschränkungen des kindlichen Exhibitionismus entstehen. Wer als Kind laut spricht und andere auf sich aufmerksam macht, wird häufig von Erwachsenen getadelt. Er muss die Folgen dieser Einschüchterung später für viel Geld in Rhetorikseminaren und Schreitherapien abarbeiten. Das Gegenstück zur Glossophobie ist die Glossolalie, das »Sprechen in Zungen«, welches in der Apostelgeschichte von den Jüngern Christi berichtet wird, die unter dem Einfluss des Heiligen Geistes so predigten, dass alle sie verstanden und jeder glaubte, in seiner Muttersprache angeredet zu werden. Während es in der Glossophobie an Zuversicht mangelt, in einer gut beherrschten Sprache auf sich aufmerksam zu machen, herrscht in der Glossolalie eine so ausgeprägte Überzeugung von der Bedeutung der eigenen Botschaft, dass sie selbst jene verstehen, die gar nicht genau wissen können, worum es geht.

Graphophobie

Angst, öffentlich zu schreiben

gr. γράφειν (gráphein) »ritzen, malen, schreiben«
[Skriptophobie, lat. scriptum »Geschriebenes«, von lat. scrībere »schreiben, ritzen, zeichnen«]

Sprechen wie Schreiben beruhen auf hoch komplexen und entsprechend störbaren Koordinationsleistungen von Gehirn, Auge und Hand. In der Graphophobie geht es meist darum, dass die Betroffenen sich davor fürchten, in der Bank oder bei einem Notar eine Unterschrift leisten zu müssen. Sie fühlen sich beobachtet und beginnen zu zittern, wenn sie versuchen, ihrer Angst zum Trotz den Stift in die Hand zu nehmen. Wenn sie sich größte Mühe geben, bringen sie doch nur eine scheußliche, kaum leserliche Schrift zustande und schämen sich entsetzlich, dass sie etwas so Einfaches auf einmal nicht mehr können. Ein Gegenmittel, das freilich oft nicht ohne therapeutische Unterstützung verwirklicht werden kann, ist es, sich zu diesem Zittern zu bekennen und das Publikum selbst auf die eigene Schreibangst hinzuweisen. Diese verwandelt sich dann aus einem peinlichen Geheimnis in eine souverän hingenommene Marotte, an der nur zwanghafte Menschen Anstoß nehmen würden.

Gymnophobie

Angst vor Nacktheit

gr. γυμνός (gymnós) »nackt«
[Nudophobie, lat. nūdus »nackt«]

In Kulturen, die keine Gymnophobie kennen wie bei den australischen Aborigines, werden die europäischen Gebote in dieser Hinsicht nicht verstanden und führen zu ironischen Einrichtungen wie dem »Kleiderbaum« mitten im

Busch, von dem die Wilden, ehe sie in der Mission einkehren, das Notwendige nehmen, um bei den Europäern keinen Anstoß zu erregen. Wenn sie in ihre Welt zurückkehren, hängen sie Hemd und Hose wieder an diesen Baum. Die Gymnophobie wehrt die menschliche Urneigung zum Exhibitionismus ab, die Kindern auf vielfältige Weise (siehe auch Glossophobie, Erythrophobie) abtrainiert wird und Erwachsene dann in vielfältiger Form beeinträchtigt. Eine ausgeprägte Gymnophobie kann zu sexuellen Problemen führen und sogar notwendige Arztbesuche blockieren.

Hadephobie

Angst vor der Hölle

gr. Ἅιδης (Haídēs) »Name des Unterweltgottes, die Unterwelt«

Die Hölle als Ort ewiger Qual wurde in vielen christlichen Legenden so drastisch ausgeschmückt, dass entsprechende Ängste unter den Gläubigen sehr verbreitet waren und immer noch sind. In einem aufgeklärten Christentum spielt die Hölle keine große Rolle mehr, aber die Angst davor hat sich in zahllosen Traditionen festgesetzt und führt zu Zwangsvorstellungen. Manche Telefonseelsorger werden jeden Tag mehrmals angerufen, um einem Zwangskranken zu versichern, dass er nicht in die Hölle kommt. Im Hintergrund einer Hadephobie können verdrängte, sadistisch gefärbte Aggressionen stehen, die nach außen verlegt, auf den Teufel projiziert und dann als Höllenmartern gefürchtet werden.

Hämaphobie

Angst vor Blut

gr. αἷμα (haĩma) »Blut«

Wenn Blut fließt, alarmiert das eine menschliche Tiefenschicht, die jene Personen unverstellt erleben, die bei diesem Anblick in Ohnmacht fallen. Während es zu unserem Lebensrhythmus gehört, uns täglich mehrere Male von anderen flüssigen und halbflüssigen Stoffen zu trennen, die unserem Organismus sonst schaden würden, ist Blut kostbar; wo es sichtbar wird, droht Gefahr, dass etwas verloren geht, was nicht entbehrt werden kann.

Wie mächtig diese emotional fundierten Haltungen sind, zeigt die individuelle und rituelle Aufregung, welche um die weiblichen Blutungen entsteht. Für unvorbereitete, einer leibfeindlichen Erziehung ausgesetzte Mädchen ist die erste Periode oft ein Schock; sie fürchten zu verbluten. Menstruationsschmerzen sind ebenso weit verbreitet wie Rituale, welche die blutende Frau »reinigen« und ihre Umwelt vor dem angeblich giftigen Blut schützen sollen.

Seltener ist der Neid auf die Frau, die sich durch ihre Fähigkeit, periodisch zu bluten, selbst reinigen kann. Er drückt sich in dem Ritual der australischen Aborigines aus, als Mannbarkeitszeichen den Penis nicht nur – wie so viele Stämme – zu beschneiden, sondern ihn aufzuschlitzen, um ähnlich bluten zu können wie Frauen.

Die menschliche Angst, die Häute zu verletzen, welche das Blut unsichtbar im Körperinneren halten, ist ein Zeichen seelischer Normalität. Das Blut wird im gesunden Erleben als Kostbarkeit wahrgenommen, die im Körperinneren eingeschlossen bleiben muss und auf die niemand ein Anrecht hat. Diese emotionale Grundeinstellung kann in manchen kulturellen Konventionen forciert werden (wie bei religiösen Gruppen, die ihre Kranken lieber sterben lassen als eine Bluttransfusion zu dulden), viel öfter aber wird sie als Zeichen von Schwäche demontiert. (Überarbeitet aus *Blut* in W. Schmidbauer, *Die menschliche Bombe. Eine Psychologie des neuen Terrorismus*, Reinbek 2003, S. 139.)

Häresiphobie

Angst vor der Abweichung von der offiziellen Lehrmeinung

lat. haeresis »Lehrart, Dogma, Philosophenschule«, aus gr. αἵρεσις (haíresis) »die Einnahme, das Erwählte, Anschauung, Denkweise«

Die Angst, ein vom rechten Glauben Abtrünniger, ein Häretiker zu sein, war zu Zeiten der Heiligen Inquisition nur allzu begründet, denn Häretiker wurden auf dem Scheiterhaufen verbrannt, nach dem Motto, dass es für den Irrenden besser sei, das Leben zu verlieren, als andere mit seinem Irrtum anzustecken. Die katholische Kirche hat sich von solchen Traditionen distanziert, aber überall, wo große Macht angesiedelt ist, wohnt auch die Angst vor den Gefahren allzu stark abweichender Gedanken, die dann entsprechend bestraft werden – nicht mehr durch den Scheiterhaufen, wohl aber durch Spott, Ausgrenzung, Entwertung, Verweigerung einer Karrieremöglichkeit. Von einer Häresiphobie im klinischen Sinn sollten wir aber nur sprechen, wenn eine abweichende Meinung auch dort nicht geäußert wird, wo das gefahrlos möglich wäre.

Hagiophobie

Angst vor Heiligen oder heiligen Dingen

gr. ἅγιος (hágios) »heilig, ehrwürdig«

Weil Heilige mächtig sind, sind sie auch gefährlich, vor allem für Sünder. Das in Mozarts Oper *Don Giovanni* aufgegriffene Motiv einer Statue, die auf magische Weise lebendig wird und den Frevler straft, wurde ähnlich auch von Heiligenfiguren und in der Antike von Götterstatuen erzählt. Die Hagiophobie folgt oft einer religiösen Erziehung, die kindliche Liebesbedürfnisse frustriert und die entstehenden Aggressionen in Schuldgefühle umwandelt (siehe auch Hierophobie).

Hamartophobie

Angst zu sündigen

gr. ἁμαρτάνειν (hamartánein) »verfehlen, sich irren, sündigen«
[Peccatophobie, lat. peccātum »Sünde, Vergehen, Versehen«]

Die Angst vor Sünde hängt eng mit der Hadephobie und der Hagiophobie zusammen; sie setzt diese sozusagen in das menschliche Erleben hinein fort und zwingt die Betroffenen, sich bei jedem Gedanken oder Gefühl die Frage zu stellen, ob diese sündhaft sind oder nicht. Angesichts der Vielfalt menschlicher Emotionen und Wünsche ist es fast unmöglich, die eigene Fantasie so zu lenken, dass niemals sündhafte Gedanken auftauchen. In einer strikten Auslegung sind aber bereits »böse« Gedanken – etwa sexuelle oder aggressive Fantasien – »Sünde«, sodass zur Hamartophobie reichlich Anlass besteht.

Haptophobie

Angst vor Berührungen

gr. ἅπτειν (háptein) »heften, anknüpfen, anfassen, berühren«
[Haphephobie, gr. ἁφή (haphḗ) »das Berühren, Ergreifen«]

Die Angst vor Berührungen hängt wie die Angst vor lauten Geräuschen mit traumatischem Stress zusammen: In einem seelischen Normalzustand können wir angenehme und unangenehme Berührungen differenzieren; nach einem Trauma (etwa einer Vergewaltigung) kann jede Berührung irritieren: »Fass mich nicht an!« In anderen Fällen gehorcht die Haptophobie dem Sprichwort: »Wer dem Teufel den kleinen Finger gibt, dem nimmt er die ganze Hand!« Werden starke erotische Bedürfnisse abgewehrt, könnte jeder Kontakt diese Abwehr gefährden. Auch meidet jede Berührung, wer alle Brücken zu einem einst geliebten Menschen abbrechen will.

Harpaxophobie

Angst, ausgeraubt zu werden

gr. ἁρπάζειν (harpázein) »raffen, hastig ergreifen, rauben, plündern«

Manche Menschen werfen die Tür ins Schloss und gehen zur Arbeit; jeder Einbrecher kann mit einem simplen Dietrich in ihre Wohnung eindringen. Andere hingegen legen ihre Wertsachen in einen Tresor, setzen eine Alarmanlage in Betrieb und sperren zwei Spezialschlösser sorgfältig ab. Sie sind einer Harpaxophobie recht nahe, wobei wir eine krankhafte Angst nur dann vermuten würden, wenn auch diese Sicherheitsmaßnahmen nicht zu einer wirklichen Beruhigung führen. Auslöser solcher Ängste können traumatische Erfahrungen sein, manchmal auch unbewusste Wünsche, selbst andere zu berauben.

Hedonophobie

Angst, Freude zu empfinden

gr. ἡδονή (hēdonḗ) »Vergnügen, Lust, Freude, Genuss«

»Nichts ist schwerer zu ertragen/ Als eine Reihe von guten Tagen«, dichtete Goethe. Darin steckt die Weisheit, dass wir uns an Wohlleben und Freude so gut anpassen können wie an Entbehrung und Leid. Während wir aber im Leid die Hoffnung auf Freude und Lust aufbauen können, plagt uns in der Freude die Angst, sie könnte ein Ende nehmen. Normalerweise empfinden wir das als kleinen, störenden Gedanken. Es gibt aber auch ausgeprägtere Fälle einer Hedonophobie, in denen sich die Betroffenen besonders schöne Augenblicke – etwa einen sonnigen Urlaubstag am Strand – damit verderben, dass sie sich vorwerfen, sie hätten jetzt schon längere Zeit nicht mehr an die »wirklich wichtigen« Dinge gedacht oder an andere Menschen, denen es schlechter geht.

Heliophobie

Angst vor der Sonne

gr. ἥλιος (hḗlios) »Sonne, Sonnenhitze«

Die Sonne ist lebenswichtig, aber auch gefährlich; sie zerstört dem, der ungeschützt in sie blickt, in wenigen Minuten die Netzhaut. Die Heliophobie wird manchmal mit einer Vorstellung von Dämonen verknüpft. Vampire verbrennen, wenn sie dem Licht der Sonne ausgesetzt werden. Eine somatisierte Variante dieser Sage sind die Sonnen- oder Lichtallergien von Patienten, die mit heftigen Schmerzen und Hautveränderungen reagieren, wenn sie sich der Sonne aussetzen. In anderen Fällen wird die durchaus begründete Sorge, dass Sonnenlicht Hautkrebs auslöst, hypochondrisch übersteigert.

Hellenologophobie

Angst vor griechischen Begriffen

gr. Ἕλλην (Héllēn) »Hellene, Grieche«,
gr. λόγος (lógos) »Rede, Sprache, Wort«

Während Latein in den romanischen Sprachen und auch (über die Normannen) im Englischen erhalten geblieben ist, können nur noch sehr wenige Menschen Griechisch. Die Hellenologophobie ist eine verbreitete, aber harmlose Angst, komplizierte Fremdwörter entweder nicht zu verstehen oder falsch zu gebrauchen und dann verspottet zu werden. Sie beruht manchmal auf projizierter Wut über solche Sprachbarrieren, die mit Ängsten verarbeitet wird. Das Studium des vorliegenden Buchs trägt dazu bei, eine solche Phobie abzubauen.

Helminthophobie

Angst vor Wurmbefall

gr. ἕλμινς (hélmins) »Wurm, Eingeweidewurm«

In den Tropen und unter schlechten hygienischen Bedingungen gehören Eingeweidewürmer zum Alltag. Wer nun plötzlich wahrnimmt, dass in seinem Körperinneren zahlreiche unerwünschte Gäste siedeln, erschrickt und fürchtet, von innen heraus verzehrt zu werden. In besonders ausgeprägten und trotz nachgewiesener körperlicher Gesundheit fortbestehenden Helminthophobien können wir eine Verlagerung von Ängsten auf diese Parasiten vermuten, die zum Symbol »böser« Wünsche geworden sind.

Heterophobie

Angst vor dem anderen Geschlecht

gr. ἕτερος (héteros) »der andere, einer von beiden«

Der Mensch ist bisexuell angelegt; die endgültige Präferenz für Hetero- oder Homosexualität entsteht im Lauf der seelischen Entwicklung und ist nicht selten so instabil, dass Ängste vor dem »falschen« Geschlecht aufgebaut werden, um die Hinwendung zum »richtigen« Geschlecht zu festigen. Heterophobie schützt Homosexuelle vor Eindrücken, welche sie an ihrer Wahl gleichgeschlechtlicher Liebesobjekte unsicher machen könnten. Sie ist freilich in der Regel deutlich weniger aggressiv geprägt als die Homophobie, welche sich mit dem Rückenwind religiöser und kultureller Tabus gegen gleichgeschlechtliche Sexualpartner wendet.

Hierophobie

Angst vor Priestern oder heiligen Gegenständen

gr. ἱερός (hierós) »heilig, geweiht«

Variante der Hagiophobie. Der Unterschied liegt in einem für Phobien manchmal typischen Prozess der Differenzierung: Dem Hagiophobiker ist alles Religiöse unheimlich, während der Hierophobiker diese Angst auf einzelne Heilige oder – falls er in einer polytheistischen Welt lebt – Götter oder Dämonen beschränken kann. Es ist eine ähnliche Unterscheidung wie die zwischen dem Angstkranken, der alle Insekten fürchtet, und jenem, der nur vor einer speziellen Art – etwa Wespen oder Spinnen – Angst hat. Allerdings sind solche Ängste selten stabil, sie fluktuieren, breiten sich aus, engen sich ein.

Hippophobie

Angst vor Pferden

gr. ἵππος (híppos) »Pferd«
[Equinophobie, lat. equīnus »zum Pferd gehörig«, zu lat. equus »Pferd«]

Die Pferdephobie ist in der Geschichte der Psychoanalyse berühmt geworden, weil der erste Patient einer Kinderanalyse, von Freud unter dem Codenamen »kleiner Hans« beschrieben, an einer solchen Angst litt, die sich in der Analyse auf die Angst vor dem Vater zurückführen ließ. Die Alltagsbedeutung von Pferden, ebenso wie die von ihnen ausgehenden Gefahren, sind weitgehend vergessen, seit Pferdestärke nur noch ein Maß für Motorenkraft ist. Zu Freuds Zeit dominierten noch Kutschen und Pferde den Straßenverkehr; durchgehende oder stürzende Pferde waren Teil der Alltagsgefahren; fast jeder junge Mann aus den besseren Gesellschaftsschichten konnte reiten.

Freuds Fallgeschichte vom »kleinen Hans«, dem Sohn des Musikwissenschaftlers Max Graf, ist ein Lehrstück über vieles: über Familientherapie, über psychoanalytische Erziehung, über Kindertherapie, über kindliche Sexualität, ödipale Fantasie, die Entstehung und die Überwindung kindlicher Ängste und nicht zuletzt über Freuds Begabung, komplexe Sachverhalte anschaulich zu machen, hier in langen Passagen einer ernsthaften Rede zwischen Vater und Kind.

Freud mischte sich nicht direkt ein, als Hans Graf an einer Phobie erkrankte. Er arbeitete nicht mit dem Kind selbst, sondern beriet den Vater und instruierte ihn, das Kind nicht einzuschüchtern. Der Vater war ungeduldig, machte den Fehler, nach eigenen Gedanken zu forschen, statt den Kleinen reden zu lassen.

Als das Kind beim Spielen mit dem Penis ertappt wird,

sagt die Mutter, sie werde den Doktor holen, der den »Wiwimacher« abschneide, wenn er das nicht unterlasse. So weckt sie die Kastrationsangst. Durch die Geburt einer Schwester wird der Fünfjährige zusätzlich belastet; er äußert Angst, dass ihn ein Pferd beißt oder dass ein Pferd tot umfällt, und will nicht mehr auf die Straße. Als er seine aggressiven Wünsche gegen Schwester und Vater spielerisch äußern kann, schwindet die Phobie.

Der »kleine Hans«, in Wahrheit Herbert Graf, hat Freud 1922 noch einmal besucht. Er war gesund geblieben, hatte die Scheidung seiner Eltern gut überstanden und wurde später Operndirektor. Freuds Kritiker, die behaupteten, er nehme durch die Analyse dem Kind die Unschuld und ruiniere dessen Zukunft, waren widerlegt. Allerdings las der Erwachsene die Geschichte seiner kindlichen Phobie wie den Bericht über einen Fremden; er konnte sich weder an seine Ängste erinnern noch an deren Verschwinden.

Hobophobie

Angst vor Vagabunden oder Bettlern

amerik. hobo »Landstreicher«

Hobos, Tramps, Landstreicher, Gammler, Sandler, Obdachlose – kurz, jene auffälligen Armen, die unter Brücken schlafen, werden nur selten wegen einer real von ihnen ausgehenden Gefahr gefürchtet. Es handelt sich meist um Personen, die zu passiv sind, um kriminelle Energie zu entwickeln; in dieser Hinsicht sind gut angezogene und energisch auftretende Personen erheblich gefährlicher. Hobophobie signalisiert eher die Angst vor eigenen regressiven Wünschen, vor der eigenen Sehnsucht, sich gehen zu lassen, sich nicht mehr zu waschen, nicht mehr zu arbeiten, sich nicht mehr mit Vermietern und Chefs herumzuärgern, endlich auch mit der Rotweinflasche unter der Brücke zu liegen und himmlische Ruhe zu genießen. Solche Wünsche machen gerade den besonders vom Leistungsdruck gepeinigten Menschen Angst, und daher fürchten sie das Bild, welches diese Wünsche symbolisiert.

Hodophobie

Angst zu reisen

gr. ὁδός (hodós) »Weg, Strecke, Straße«

Die sich scheinbar endlos vor mir hinziehende Straße weckt jene Ängste, die in den Bereich der Agoraphobie gehören. Sie beruhen auf einer Übersteigerung von Verlustängsten und einer Umkehrung von Trennungswünschen, die sich in Angst verwandelt haben. Ursprünglich beherrschen das Menschenkind zwei »Hauptängste«: die Mutter zu verlieren oder von ihr festgehalten, gewissermaßen aufgefressen zu werden. Der freie, weite Raum, frei nach dem Motto von »Hänschen klein/ Ging allein/ In die weite Welt hinein«, symbolisiert die Trennung von der Mutter oder von einer ambivalent erlebten Bezugsperson und wird daher gerade bei verdrängten Trennungswünschen gefürchtet.

Homichlophobie

Angst vor Nebel

gr. ὁμίχλη (homíchlē) »Nebel, Dunst, dichte Luft«
[Nebulaphobie, lat. nebula »Dunst, Nebel, Wolke, Rauch«]

In der Dunkelheit können wir uns durch das Licht eines Feuers oder einer Lampe orientieren; sie verwandelt sich in einen heimeligen Lichtkreis. Ganz anders dichter Nebel: Er blendet uns umso mehr, je energischer wir versuchen, ihn zu durchdringen. Daher wurde er in allen Ländern, in denen es überhaupt Nebel gibt – also vor allem im gemässigten Klima, wo sich feuchte Luft häufiger unter den Taupunkt abkühlt –, in vielen Traditionen zum Symbol für die Hölle, für das Böse schlechthin. Das kann heute noch nachfühlen, wer auf einer kurvigen Straße plötzlich in eine Nebelbank fährt, auf einer Bootsfahrt vom Nebel überfallen wird oder im Gebirge plötzlich auf einem unbekannten Weg die Hand nicht mehr vor den Augen sieht.

Homophobie

Angst vor Gleichheit, Monotonie oder Homosexualität

gr. ὁμός (homós) »gleich, gleichartig, entsprechend«

Die Angst vor Gleichförmigkeit und Langeweile wird nur ausnahmsweise mit diesem Begriff verbunden. Weit wesentlicher ist seine Bedeutung für die gesellschaftlichen Vorurteile gegen Homosexuelle. Lesben und Schwule leben Neigungen aus, die in jedem Menschen schlummern (siehe auch Heterophobie). Je nach dem inneren Druck, mit dem heterosexuelle Anpassungen aufrechterhalten werden, wächst auch die Angst vor jenen Personen, welche diese Fassade in Frage stellen. Die Homophobie bringt die Gefahr einer latenten Förderung von Angriffen auf Homosexuelle und politischer Diskriminierung (wie in der NS-Zeit) mit sich. Manchmal schlägt sie auch in direkte Aggression um, wenn sich beispielsweise zwei Männer zusammen betrinken und ihre homosexuellen Wünsche anschließend durch eine Schlägerei abwehren.

Hydrophobie

Angst, Wasser zu trinken

gr. ὕδωρ (hýdōr) »Wasser«

Einiges zu dieser Phobie ist unter Dipsophobie gesagt. Aber die Hydrophobie hat auch eine spezielle klinische Bedeutung. Sie ist ein Symptom der Tollwut, einer Viruserkrankung. Die Macht des Tollwutvirus ist ein erstaunlicher Beleg, welche grausamen Wege die Evolution einem winzigen Parasiten ermöglicht. Der gebissene Artgenosse – Fuchs, Wolf oder Hund – wird durch das Vordringen des Virus zum Werkzeug gemacht, das am Ende nicht anders kann, als durch »tollwütige« Bisse das Virus weiterzuverbreiten. Die betroffenen Tiere vermeiden es zu trinken.

Um das zu ermöglichen, muss das Virus jene Hirnstrukturen zuerst befallen, die das aggressive Zubeißen stimulieren, den Rest des Nervensystems aber möglichst lange schonen, damit das Opfer beweglich und kräftig genug bleibt, um diesen Auftrag zu erledigen. Es ist rätselhaft, woher ein so einfaches Lebewesen wie ein Virus »wissen« kann, welche Hirngebiete es befallen muss, um für die eigene Vermehrung zu sorgen. Da der Mensch ein anderes Gehirn hat als Hunde, Wölfe oder Füchse, erkranken gebissene Menschen vor allem an Angst und können den Anblick von Wasser nicht ertragen.

Hydrophobophobie

Angst vor Tollwut

gr. ὕδωρ (hýdōr) »Wasser«,
gr. φόβος (phóbos) »Furcht«

Tollwut wird auch manchmal nach einem Leitsymptom, der Angst vor Wasser, benannt. Die Angst vor dieser Erkrankung ist heute nicht mehr so lebensrettend wie früher, als der Biss eines tollwütigen Hundes, Wolfes oder Fuchses oft tödlich war. Es gibt heute nicht nur Möglichkeiten, die Ansteckung zu erkennen, ehe die Erreger das Gehirn befallen haben, sondern auch wirksame Behandlungsmethoden. Von der Hydrophobophobie sollten wir nur sprechen, wenn jeder Canide von dem Betroffenen so behandelt wird, als ob er nichts anderes tun könnte, als zuzubeißen und ihn mit dem Virus zu infizieren. Immerhin mag die Hydrophobophobie auf diesem Weg viel zu der verbreiteten Angst vor Hunden beitragen.

Hylophobie

Angst vor Wäldern

gr. ὕλη (hýlē) »Wald, Holz, Rohstoff, Materie«

Dem Naturentzücken und der Ursprungsschwärmerei angesichts des Waldes hält die Wissenschaft gerne entgegen, dass der Wald in Europa genau so Kulturlandschaft sei wie Felder oder Fischteiche. Aber dennoch ist es etwas Eigentümliches mit dem Wald. Er ist anders, und das liegt an den Bäumen selbst. Weil sie in der Regel länger leben und größer werden als der Mensch, flößen sie uns Achtung und Ehrfurcht ein, gemischt mit Angst, denn der unbewaffnete Mensch kann einem Baum nichts anhaben, der Baum aber auch den Bewaffneten erschlagen, vor allem, wenn ihm die Elemente – Sturm oder Schnee – zu Hilfe kommen. Wenn nach einem Unwetter über Todesfälle berichtet wird, sind die Täter oft Bäume, und jedes Mal muss ich dann an den Dichter Ödon von Horvath denken, der in Paris im besten Alter von einem herabstürzenden Ast erschlagen wurde.

Hypnophobie

Angst vor Hypnose oder Schlaf

gr. ὕπνος (hýpnos) »Schlaf«
[Somniphobie, lat. somnus »Schlaf«]

Hinter der Angst, hypnotisiert zu werden, steckt häufig der unbewusste Wunsch, die Verantwortung für das eigene Leben abzugeben und sich von einer bewunderten Autorität führen zu lassen. Freud hat auf die enge Verwandtschaft zwischen Hypnose und Verliebtheit hingewiesen. Eine weitere Verwandtschaft ist die zur Spaltung: Wer davon träumt, sich zu verlieben, möchte sich selbst ganz an das Gute in einem Partner verlieren; wer angesichts dieses Gedankens in Panik gerät, fürchtet, ganz von etwas Schlechtem besessen zu werden. Wissenschaftlich nachgewiesen ist nur, dass niemand gegen seinen Willen hypnotisiert werden kann.

Iatrophobie

Angst vor Ärzten

gr. ἰατρός (iatrós) »Arzt, Heilkundiger«

Neulich erzählte mir eine Mutter von ihrem siebenjährigen Sohn, der sich beim Anblick des Kinderarztes unter dem Tisch verkrochen hatte. Der Arzt habe gesagt: »Ich bin aber stärker«, und den strampelnden, schreienden Knaben unter dem Tisch hervorgezerrt. Auf solche Weise wird eine Iatrophobie verstärkt. Nachlässige, an den Gefühlen ihrer Patienten desinteressierte Ärzte wissen oft gar nicht, welchen Schaden sie anrichten und welche Mühe sie ihren Nachfolgern bereiten. Die Iatrophobie ist nicht ganz unrealistisch, denn von Ärzten und Medikamenten ausgelöste Leiden sind eine der häufigsten Krankheitsursachen überhaupt. Aber jede Phobie bringt die Gefahr undifferenzierter Reaktionen mit sich; die Iatrophobie wird dann gefährlich, wenn gute Ärzte ebenso gemieden werden wie schlechte und dadurch rechtzeitige Diagnosen unmöglich sind.

Ichthyophobie

Angst vor Fischen

gr. ἰχθύς (ichthýs) »Fisch«

Der Mensch kann – anders als die meisten Vierbeiner – nicht spontan schwimmen; er fürchtet sich daher vor Wasser und überwindet diese Angst nur durch Übung. Der Fisch hingegen ist in seinem Element, wo der Mensch eigentlich nicht hingehört, denn die Redensart »schwimmen wie ein Fisch« übertreibt. Die Ichthyophobie ist eine ermäßigte und konzentrierte Angst vor dem fremden und bedrohlichen Element; wir können zwar mit etwas Geduld und Training lernen, entspannt zu schwimmen, aber der Zusammenstoß mit einem Fisch oder gar der befürchtete Biss des menschenfressenden Hais bringen den Empfindlichen doch in Panik, obwohl derlei Gefahren in Wahrheit sehr selten und nur im Kino dramatisch sind. Die leichte Ichthyophobie erkennt man daran, dass die Betroffenen nur im Swimmingpool baden und nicht mehr in den See gehen, weil sie im Uferwasser Fische gesehen haben und ein Aufeinandertreffen mit diesen fürchten.

» Gebrüder Grimm,
Märchen von einem, der auszog, das Fürchten zu lernen

Ein Vater hatte zwei Söhne, davon war der älteste klug und gescheit, und wußte sich in alles wohl zu schicken, der

Jüngste aber war dumm, konnte nichts begreifen und lernen: und wenn ihn die Leute sahen, sprachen sie: »Mit dem wird der Vater noch seine Last haben!« Wenn nun etwas zu tun war, so mußte es der Älteste allzeit ausrichten, hieß ihn aber der Vater noch spät oder gar in der Nacht etwas holen, und der Weg ging dabei über den Kirchhof oder sonst einen schaurigen Ort, so antwortete er wohl: »Ach nein, Vater, ich gehe nicht dahin, es gruselt mir«, denn er fürchtete sich. Oder, wenn abends beim Feuer Geschichten erzählt wurden, wobei einem die Haut schaudert, so sprachen die Zuhörer manchmal: »Ach, es gruselt mir!« Der Jüngste saß in einer Ecke und hörte das mit an, und konnte nicht begreifen, was es heißen sollte. »Immer sagen sie: es gruselt mir! es gruselt mir! Mir gruselts nicht: das wird wohl eine Kunst sein, von der ich auch nichts verstehe.«

Nun geschah es, daß der Vater einmal zu ihm sprach: »Hör du, in der Ecke dort, du wirst groß und stark, du mußt auch etwas lernen, womit du dein Brot verdienst. Siehst du, wie dein Bruder sich Mühe gibt, aber an dir ist Hopfen und Malz verloren.« »Ei, Vater«, antwortete er, »ich will gerne was lernen; ja, wenns anginge, so möchte ich lernen, daß mirs gruselte; davon verstehe ich noch gar nichts.« Der älteste lachte, als er das hörte, und dachte bei sich »du lieber Gott, was ist mein Bruder ein Dummbart, aus dem wird sein Lebtag nichts: was ein Häkchen werden will, muß sich beizeiten krümmen.« Der Vater seufzte und antwortete ihm: »Das Gruseln, das sollst du schon lernen, aber dein Brot wirst du damit nicht verdienen.«

Bald danach kam der Küster zum Besuch ins Haus, da klagte ihm der Vater seine Not und erzählte, wie sein jüngster Sohn in allen Dingen so schlecht beschlagen wäre, er wüßte nichts und lernte nichts. »Denkt Euch, als ich ihn fragte, womit er sein Brot verdienen wollte, hat er gar verlangt, das Gruseln zu lernen.« »Wenns weiter nichts ist«, antwortete der Küster, »das kann er bei mir lernen; tut ihn nur zu mir, ich werde ihn schon abhobeln.« Der Vater war es zufrieden, weil er dachte: »Der Junge wird doch ein wenig zugestutzt.« Der Küster nahm ihn also ins Haus, und er mußte die Glocke läuten. Nach ein paar Tagen weckte er ihn um Mitternacht, hieß ihn aufstehen, in den Kirchturm steigen und läuten. »Du sollst schon lernen, was Gruseln ist«, dachte er, ging heimlich voraus, und als der Junge oben war, und sich umdrehte und das Glockenseil fassen wollte, so sah er auf der Treppe, dem Schalloch gegenüber, eine weiße Gestalt stehen. »Wer da?« rief er, aber die Gestalt gab keine Antwort, regte und bewegte sich nicht. »Gib Antwort«, rief der Junge, »oder mache, daß du fortkommst, du hast hier in der Nacht nichts zu schaffen.« Der Küster aber blieb unbeweglich stehen, damit der Junge glauben sollte, es wäre ein Gespenst. Der Junge rief zum zweitenmal: »Was willst du hier? Sprich, wenn du ein ehrlicher Kerl bist, oder ich werfe dich die Treppe hinab.« Der Küster dachte: »Das wird so schlimm nicht gemeint sein«, gab keinen Laut von sich und stand, als wenn er von Stein wäre. Da rief ihn der Junge zum drittenmal an, und als das auch vergeblich war, nahm er einen Anlauf und stieß das Gespenst die Treppe hinab, daß es zehn Stufen hinabfiel und in einer Ecke liegen blieb. Darauf läutete er die Glocke, ging heim, legte sich, ohne ein Wort zu sagen, ins Bett und schlief fort. Die Küsterfrau wartete lange Zeit auf ihren Mann, aber er wollte nicht wiederkommen. Da ward ihr endlich angst, sie weckte den Jungen und fragte: »Weißt du nicht, wo mein Mann geblieben ist? Er ist vor dir auf den Turm gestiegen.« »Nein«, antwortete der Junge, »aber da hat einer dem Schalloch gegenüber auf der Treppe gestanden, und weil er keine Antwort geben und auch nicht weggehen wollte, so habe ich ihn für einen Spitzbuben gehalten und hinuntergestoßen. Geht nur hin, so werdet Ihr sehen ob ers gewesen ist, es sollte mir leid tun.« Die Frau sprang fort und fand ihren Mann, der in einer Ecke lag und jammerte, und ein Bein gebrochen hatte.

Sie trug ihn herab und eilte dann mit lautem Geschrei zu dem Vater des Jungen. »Euer Junge«, rief sie, »hat ein großes Unglück angerichtet, meinen Mann hat er die Treppe hinabgeworfen, daß er ein Bein gebrochen hat: schafft den Taugenichts aus unserm Haus.« Der Vater erschrak, kam herbeigelaufen und schalt den Jungen aus. »Was sind das für gottlose Streiche, die muß dir der Böse eingegeben haben.« »Vater«, antwortete er, »hört nur an, ich bin ganz unschuldig: er stand da in der Nacht wie einer, der Böses im Sinne hat. Ich wußte nicht, wers war, und hab ihn dreimal ermahnt, zu reden oder wegzugehen.« »Ach«, sprach der Vater, »mit dir erleb ich nur Unglück, geh mir aus den Augen, ich will dich nicht mehr ansehen.« »Ja, Vater, recht gerne, wartet nur, bis Tag ist, da will ich ausgehen und das Gruseln lernen, so versteh ich doch eine Kunst, die mich ernähren kann.« »Lerne, was du willst«, sprach der Vater, »mir ist alles einerlei. Da hast du fünfzig Taler, damit geh in die weite Welt und sage keinem Menschen wo du her bist und wer dein Vater ist, denn ich muß mich deiner schämen.« »Ja, Vater, wie Ihrs haben wollt, wenn Ihr nicht mehr verlangt, das kann ich leicht in acht behalten.«

Als nun der Tag anbrach, steckte der Junge seine fünfzig Taler in die Tasche, ging hinaus auf die große Landstraße und sprach immer vor sich hin: »Wenn mirs nur gruselte! wenn mirs nur gruselte!« Da kam ein Mann heran, der hörte das Gespräch, das der Junge mit sich selber führte, und als sie ein Stück weiter waren, daß man den

Galgen sehen konnte, sagte der Mann zu ihm: »Siehst du, dort ist der Baum, wo siebene mit des Seilers Tochter Hochzeit gehalten haben und jetzt das Fliegen lernen: setz dich darunter und warte, bis die Nacht kommt, so wirst du schon das Gruseln lernen.« »Wenn weiter nichts dazu gehört«, antwortete der Junge, »das ist leicht getan; lerne ich aber so geschwind das Gruseln, so sollst du meine fünfzig Taler haben, komm nur morgen früh wieder zu mir.« Da ging der Junge zu dem Galgen, setzte sich darunter und wartete, bis der Abend kam. Und weil ihn fror, machte er sich ein Feuer an, aber um Mitternacht ging der Wind so kalt, daß er trotz des Feuers nicht warm werden wollte. Und als der Wind die Gehenkten gegeneinander stieß, daß sie sich hin und her bewegten, so dachte er: »Du frierst unten bei dem Feuer, was mögen die da oben erst frieren und zappeln.« Und weil er mitleidig war, legte er die Leiter an, stieg hinauf, knüpfte einen nach dem andern los, und holte sie alle siebene herab. Darauf schürte er das Feuer, blies es an und setzte sie ringsherum, daß sie sich wärmen sollten. Aber sie saßen da und regten sich nicht, und das Feuer ergriff ihre Kleider. Da sprach er: »Nehmt euch in acht, sonst häng ich euch wieder hinauf.« Die Toten aber hörten nicht, schwiegen und ließen ihre Lumpen fortbrennen. Da ward er bös und sprach: »Wenn ihr nicht achtgeben wollt, so kann ich euch nicht helfen, ich will nicht mit euch verbrennen«, und hing sie nach der Reihe wieder hinauf. Nun setzte er sich zu seinem Feuer und schlief ein, und am andern Morgen, da kam der Mann zu ihm, wollte die fünfzig Taler haben und sprach: »Nun, weißt du, was Gruseln ist?« »Nein«, antwortete er, »woher sollte ich's wissen? Die da droben haben das Maul nicht aufgetan und waren so dumm, daß sie die paar alten Lappen, die sie am Leibe haben, brennen ließen.« Da sah der Mann, daß er die fünfzig

Taler heute nicht davontragen würde, ging fort und sprach: »So einer ist mir noch nicht vorgekommen.«

Der Junge ging auch seines Wegs und fing wieder an vor sich hin zu reden: »Ach, wenn mirs nur gruselte! Ach, wenn mirs nur gruselte!« Das hörte ein Fuhrmann, der hinter ihm herschritt, und fragte: »Wer bist du?« »Ich weiß nicht«, antwortete der Junge. Der Fuhrmann fragte weiter: »Wo bist du her?« »Ich weiß nicht.« »Wer ist dein Vater?« »Das darf ich nicht sagen.« »Was brummst du beständig in den Bart hinein?« »Ei«, antwortete der Junge, »ich wollte, daß mirs gruselte, aber niemand kann es mich lehren.« »Laß dein dummes Geschwätz«, sprach der Fuhrmann, »komm, geh mit mir, ich will sehen, daß ich dich unterbringe.« Der Junge ging mit dem Fuhrmann, und abends gelangten sie zu einem Wirtshaus, wo sie übernachten wollten. Da sprach er beim Eintritt in die Stube wieder ganz laut: »Wenn mirs nur gruselte! wenn mirs nur gruselte!« Der Wirt, der das hörte, lachte und sprach: »Wenn dich danach lüstet, dazu sollte hier wohl Gelegenheit sein.« »Ach schweig stille«, sprach die Wirtsfrau, »so mancher Vorwitzige hat schon sein Leben eingebüßt, es wäre Jammer und Schade um die schönen Augen, wenn die das Tageslicht nicht wieder sehen sollten.« Der Junge aber sagte: »Wenns noch so schwer wäre, ich wills einmal lernen, deshalb bin ich ja ausgezogen.« Er ließ dem Wirt auch keine Ruhe, bis dieser erzählte, nicht weit davon stände ein verwünschtes Schloß, wo einer wohl lernen könnte, was Gruseln wäre, wenn er nur drei Nächte darin wachen wollte. Der König hätte dem, ders wagen sollte, seine Tochter zur Frau versprochen, und die wäre die schönste Jungfrau, welche die Sonne beschien: in dem Schlosse steckten auch große Schätze, von bösen Geistern bewacht, die würden dann frei und könnten einen Armen reich genug machen.

Schon viele wären wohl hinein-, aber noch keiner wieder herausgekommen. Da ging der Junge am andern Morgen vor den König und sprach: »Wenns erlaubt wäre, so wollte ich wohl drei Nächte in dem verwünschten Schlosse wachen.« Der König sah ihn an, und weil er ihm gefiel, sprach er: »Du darfst dir noch dreierlei ausbitten, aber es müssen leblose Dinge sein, und das darfst du mit ins Schloß nehmen.« Da antwortete er: »So bitt ich um ein Feuer, eine Drehbank und eine Schnitzbank mit dem Messer.«

Der König ließ ihm das alles bei Tage in das Schloß tragen. Als es Nacht werden wollte, ging der Junge hinauf, machte sich in einer Kammer ein helles Feuer an, stellte die Schnitzbank mit dem Messer daneben und setzte sich auf die Drehbank. »Ach, wenn mirs nur gruselte!« sprach er, »aber hier werde ichs auch nicht lernen.« Gegen Mitternacht wollte er sich sein Feuer einmal aufschüren: wie er so hineinblies, da schries plötzlich aus einer Ecke: »Au, miau! was uns friert!« »Ihr Narren«, rief er, »was schreit ihr? wenn euch friert, kommt, setzt euch ans Feuer und wärmt euch.« Und wie er das gesagt hatte, kamen zwei große schwarze Katzen in einem gewaltigen Sprunge herbei, setzten sich ihm zu beiden Seiten und sahen ihn mit ihren feurigen Augen ganz wild an. Über ein Weilchen, als sie sich gewärmt hatten, sprachen sie: »Kamerad, wollen wir eins in der Karte spielen?« »Warum nicht?« antwortete er, »aber zeigt einmal eure Pfoten her.« Da streckten sie die Krallen aus. »Ei«, sagte er, »was habt ihr lange Nägel! Wartet, die muß ich euch erst abschneiden.« Damit packte er sie beim Kragen, hob sie auf die Schnitzbank und schraubte ihnen die Pfoten fest. »Euch habe ich auf die Finger gesehen«, sprach er, »da vergeht mir die Lust zum Kartenspiel«, schlug sie tot und warf sie hinaus ins Wasser. Als er aber die zwei zur Ruhe gebracht hatte und sich wieder zu seinem Feuer setzen wollte, da kamen aus allen Ecken und Enden schwarze Katzen und schwarze Hunde an glühenden Ketten, immer mehr und mehr, daß er sich nicht mehr bergen konnte: die schrien greulich, traten ihm auf sein Feuer, zerrten es auseinander und wollten es ausmachen. Das sah er ein Weilchen ruhig mit an, als es ihm aber zu arg ward, faßte er sein Schnitzmesser und rief: »Fort mit dir, du Gesindel«, und haute auf sie los. Ein Teil sprang weg, die andern schlug er tot und warf sie hinaus in den Teich. Als er wiedergekommen war, blies er aus den Funken sein Feuer frisch an und wärmte sich. Und als er so saß, wollten ihm die Augen nicht länger offen bleiben, und er bekam Lust zu schlafen. Da blickte er um sich und sah in der Ecke ein großes Bett. »Das ist mir eben recht«, sprach er und legte sich hinein. Als er aber die Augen zu tuen wollte, so fing das Bett von selbst an zu fahren, und fuhr im ganzen Schloß herum. »Recht so«, sprach er, »nur besser zu.« Da rollte das Bett fort, als wären sechs Pferde vorgespannt, über Schwellen und Treppen auf und ab: auf einmal hopp hopp! warf es um, das unterste zu oberst, daß es wie ein Berg auf ihm lag. Aber er schleuderte Decken und Kissen in die Höhe, stieg heraus und sagte: »Nun mag fahren, wer Lust hat«, legte sich an sein Feuer und schlief, bis es Tag war. Am Morgen kam der König, und als er ihn da auf der Erde liegen sah, meinte er, die Gespenster hätten ihn umgebracht, und er wäre tot. Da sprach er: »Es ist doch schade um den schönen Menschen.« Das hörte der Junge, richtete sich auf und sprach: »So weit ists noch nicht!« Da verwunderte sich der König, freute sich aber und fragte, wie es ihm gegangen wäre. »Recht gut«, antwortete er, »eine Nacht wäre herum, die zwei andern werden auch herumgehen.« Als er zum Wirt kam, da machte der große Augen. »Ich dachte nicht«, sprach er, »daß ich dich wieder lebendig sehen würde; hast du nun gelernt, was Gruseln ist?« »Nein«, sagte er, »es ist alles vergeblich: wenn mirs nur einer sagen könnte!'

Die zweite Nacht ging er abermals hinauf ins alte Schloß, setzte sich zum Feuer und fing sein altes Lied wieder an: »Wenn mirs nur gruselte!« Wie Mitternacht herankam, ließ sich ein Lärm und Gepolter hören, erst sachte, dann immer stärker, dann wars ein bißchen still, endlich kam mit lautem Geschrei ein halber Mensch den Schornstein herab und fiel vor ihm hin. »Heda!« rief er, »noch ein halber gehört dazu, das ist zu wenig.« Da ging der Lärm von frischem an, es tobte und heulte, und fiel die andere Hälfte auch herab. »Wart«, sprach er, »ich will dir erst das Feuer ein wenig anblasen.« Wie er das getan hatte und sich wieder umsah, da waren die beiden Stücke zusammengefahren, und saß da ein greulicher Mann auf seinem Platz. »So haben wir nicht gewettet«, sprach der Junge, »die Bank ist mein.« Der Mann wollte ihn wegdrängen, aber der Junge ließ sichs nicht gefallen, schob ihn mit Gewalt weg und setzte sich wieder auf seinen Platz. Da fielen noch mehr Männer herab, einer nach dem andern, die holten neun Totenbeine und zwei Totenköpfe, setzten auf und spielten Kegel. Der Junge bekam auch Lust und fragte: »Hört ihr, kann ich mit sein?« »Ja, wenn du Geld hast.« »Geld genug«, antwortete er, »aber eure Kugeln sind nicht recht rund.« Da nahm er die Totenköpfe, setzte sie in die Drehbank und drehte sie rund. »So, jetzt werden sie besser schüppeln«, sprach er, »heida! nun gehts lustig!« Er spielte mit und verlor etwas von seinem Geld, als es aber zwölf schlug, war alles vor seinen Augen verschwunden. Er legte sich nieder und schlief ruhig ein. Am andern Morgen kam der König und wollte sich erkundigen. »Wie ist dirs diesmal ergangen?« fragte er. »Ich habe gekegelt«, antwortete er, »und ein paar Heller verloren.« »Hat dir denn nicht gegruselt?« »Ei was«, sprach er, »lustig hab ich mich gemacht. Wenn ich nur wüßte, was Gruseln wäre!«

In der dritten Nacht setzte er sich wieder auf seine Bank und sprach ganz verdrießlich: »Wenn es mir nur gruselte!« Als es spät ward, kamen sechs große Männer und brachten eine Totenlade hereingetragen. Da sprach er: »Ha ha, das ist gewiß mein Vetterchen, das erst vor ein paar Tagen gestorben ist, winkte mit dem Finger und rief: »Komm Vetterchen, komm.« Sie stellten den Sarg auf die Erde, er aber ging hinzu und nahm den Deckel ab: da lag ein toter Mann darin. Er fühlte ihm ans Gesicht, aber es war kalt wie Eis. »Wart«, sprach er, »ich will dich ein bißchen wärmen«, ging ans Feuer, wärmte seine Hand und legte sie ihm aufs Gesicht, aber der Tote blieb kalt. Nun nahm er ihn heraus, setzte sich ans Feuer und legte ihn auf seinen Schoß, und rieb ihm die Arme, damit das Blut wieder in Bewegung kommen sollte. Als auch das nichts helfen wollte, fiel ihm ein: »Wenn zwei zusammen im Bett liegen, so wärmen sie sich«, brachte ihn ins Bett, deckte ihn zu und legte sich neben ihn. Über ein Weilchen ward auch der Tote warm und fing an sich zu regen. Da sprach der Junge: »Siehst du, Vetterchen, hätt ich dich nicht gewärmt!« Der Tote aber hub an und rief: »Jetzt will ich dich erwürgen.« »Was«, sagte er, »ist das mein Dank? Gleich sollst du wieder in deinen Sarg«, hub ihn auf, warf ihn hinein und machte den Deckel zu. Da kamen die sechs Männer und trugen ihn wieder fort. »Es will mir nicht gruseln«, sagte er, »hier lerne ichs mein Lebtag nicht.«

Da trat ein Mann herein, der war größer als alle andere, und sah fürchterlich aus; er war aber alt und hatte einen langen weißen Bart. »O du Wicht«, rief er, »nun sollst du bald lernen, was Gruseln ist, denn du sollst sterben.«

»Nicht so schnell«, antwortete der Junge, »soll ich sterben, so muß ich auch dabei sein.« »Dich will ich schon packen«, sprach der Unhold. »Sachte, sachte, mach dich nicht so breit; so stark wie du bin ich auch, und wohl noch stärker.« »Das wollen wir sehn«, sprach der Alte, »bist du stärker als ich, so will ich dich gehn lassen; komm, wir wollens versuchen.« Da führte er ihn durch dunkle Gänge zu einem Schmiedefeuer, nahm eine Axt und schlug den einen Amboß mit einem Schlag in die Erde. »Das kann ich noch besser«, sprach der Junge und ging zu dem andern Amboß: der Alte stellte sich neben hin und wollte zusehen, und sein weißer Bart hing herab. Da faßte der Junge die Axt, spaltete den Amboß auf einen Hieb und klemmte den Bart des Alten mit hinein. »Nun hab ich dich«, sprach der Junge, »jetzt ist das Sterben an dir.« Dann faßte er eine Eisenstange und schlug auf den Alten los, bis er wimmerte und bat, er möchte aufhören, er wollte ihm große Reichtümer geben. Der Junge zog die Axt raus, und ließ ihn los. Der Alte führte ihn wieder ins Schloß zurück und zeigte ihm in einem Keller drei Kasten voll Gold. »Davon«, sprach er, »ist ein Teil den Armen, der andere dem König, der dritte dein.« Indem schlug es zwölfe, und der Geist verschwand, also daß der Junge im Finstern stand. »Ich werde mir doch heraushelfen können«, sprach er, tappte herum, fand den Weg in die Kammer und schlief dort bei seinem Feuer ein. Am andern Morgen kam der König und sagte: »Nun wirst du gelernt haben, was Gruseln ist?« »Nein«, antwortete er, »was ists nur? Mein toter Vetter war da, und ein bärtiger Mann ist gekommen, der hat mir da unten viel Geld gezeigt, aber was Gruseln ist, hat mir keiner gesagt.« Da sprach der König: »Du hast das Schloß erlöst und sollst meine Tochter heiraten.« »Das ist all recht gut«, antwortete er, »aber ich weiß noch immer nicht, was Gruseln ist.«

Da ward das Gold heraufgebracht und die Hochzeit gefeiert, aber der junge König, so lieb er seine Gemahlin hatte und so vergnügt er war, sagte doch immer: »Wenn mir nur gruselte, wenn mir nur gruselte.« Das verdroß sie endlich. Ihr Kammermädchen sprach: »Ich will Hilfe schaffen, das Gruseln soll er schon lernen.« Sie ging hinaus zum Bach, der durch den Garten floß, und ließ sich einen ganzen Eimer voll Gründlinge holen. Nachts, als der junge König schlief, mußte seine Gemahlin ihm die Decke wegziehen und den Eimer voll kaltem Wasser mit den Gründlingen über ihn herschütten, daß die kleinen Fische um ihn herumzappelten. Da wachte er auf und rief: »Ach was gruselt mir, was gruselt mir, liebe Frau! Ja, nun weiß ich, was Gruseln ist.«

Ideophobie

Angst vor Ideen

gr. ἰδέα (idéa) »Gestalt, Form, Beschaffenheit, Plan, Idee, Urbild«

Seit der bürgerlichen Revolution hat sich das Prinzip der Gedankenfreiheit in den zivilisierten Ländern durchgesetzt. Seelisch setzt es voraus, dass Gedanken nicht wie Taten bewertet werden, ein Prinzip, das sich mit den Eingebungen der Angst ungefähr so verträgt wie Wasser mit Feuer. Wenn die Geliebte von sexuellen Fantasien berichtet, die sich auf andere Männer beziehen, wird es nicht nur dem von Verlustängsten gepeinigten, sondern jedem Mann schwerfallen, sich damit zu trösten, dass schließlich Gedanken keine Taten sind. Er orientiert sich eher an dem bei Kapitalverbrechen auch im Strafgesetz verankerten Grundsatz, dass auch ein Vorsatz – also eine Idee – strafbar sei. Kurzum: Die Ideophobie hindert uns wahrzunehmen, wie weit in vielen Fällen der Weg vom Gedanken, von der Fantasie, von der Idee zur Tat ist.

Iophobie

Angst vor Gift

gr. ἰός (iós) »Saft, Gift«

[Toxikophobie, urspr. gr. τοξικὸν φάρμακον (toxikòn phármakon) »Pfeilgift«, zu gr. τόξον (tóxon) »Bogen«]

Die Angst, vergiftet zu werden, hat angesichts der Umweltverschmutzung realistische Qualitäten. Da der Mensch am Ende von Nahrungsketten steht, reichern sich fein verteilte Gifte in seinem Organismus an, wie das Beispiel einer Frau aus New York zeigt, die immer wieder an rätselhaften Psychosen erkrankte, die nach der Klinikaufnahme schnell abklangen. Schließlich fanden die Ärzte heraus, dass sie, um schlank zu werden, eine Diät benutzte, die fast ausschließlich aus Thunfisch bestand; Thunfisch aber sammelt die minimale Quecksilberkonzentration im Meerwasser (die vor allem der Papierindustrie zuzuschreiben ist) auf das Mehrtausendfache in seinem Fleisch an. Ich finde diesen Hinweis wichtig, weil es sehr problematisch ist, Ängste vor solchen Umweltgiften als Iophobie herunterzuspielen; umgekehrt wäre es natürlich ebenso problematisch, eine irrational übersteigerte Giftangst nicht zu behandeln, sondern sie als sinnvolle Reaktion auf eine allgemeine Gefahr zu deuten. Die Psychoanalyse verbindet die Iophobie mit projizierten Aggressionen: Wer fürchtet, von anderen etwas Giftiges eingeflößt zu bekommen, hat vielleicht seinen giftigen Hass auf diese Personen unterdrückt und scheut sich jetzt vor Rache.

Judeophobie

Angst vor Juden, jüdischer Kultur etc.

lat. Iudaeus, aus gr. Ἰουδαῖος (Ioudaîos), aus hebr. yehudi »Bewohner des Landes Juda«

Es wäre verwunderlich, wenn ein so lange in der Weltgeschichte präsentes, so erfolgreiches und umstrittenes Volk wie die Juden keine eigene Phobie ausgelöst hätte. Die Judeophobie ist sicher eine der Wurzeln des Antisemitismus; die Juden werden dämonisiert, weit mächtiger gemacht, als sie sind, sie stehen (so die Aussage von antisemitischen Pamphleten wie den *Protokollen der Weisen von Zion*) hinter bedrohlichen gesellschaftlichen Veränderungen – sowohl hinter dem Bolschewismus wie hinter dem Raubtierkapitalismus. Die grausame Entrechtung und der Massenmord an Juden durch den deutschen Nationalsozialismus haben entsprechende Ängste nicht aufgehoben; wer anderen Unrecht tut, fürchtet immer, dass ihm Gleiches mit Gleichem vergolten wird. Der jüdische Psychoanalytiker Zvi Rex formulierte es so: »Die Deutschen werden den Juden Auschwitz nie verzeihen.«

Kainophobie

Angst vor Neuem

gr. καινός (kainós) »neu, neu in seiner Art, unbekannt, ungewöhnlich«

Die Angst vor allem Neuen ist der zentrale Inhalt der autistischen Ängste. Diese hängen damit zusammen, dass ein Kind aus einer angeborenen oder erworbenen Erlebnisstörung heraus seine Bezugspersonen nicht als schützend und Geborgenheit stiftend erlebt. Autistische Personen sehen andere Menschen mehr als Dinge und weniger als Dialogpartner und Liebesobjekte. Autistische Kinder schieben ihre Eltern weg wie einen Vorhang, der ihre Sicht behindert; sie nehmen keinen Kontakt auf, reagieren aber mit heftigsten Ängsten und Schreikrämpfen auf jede Veränderung in ihrem Kinderzimmer oder an Gegenständen, an die sie ihre Aufmerksamkeit binden. Normale Menschen können die Angst vor allem Neuen kompensieren, weil sie sich von anderen Personen gehalten und beschützt fühlen, ja diese Angst sogar in Neu-Gier umwandeln.

Kakophobie

Angst vor Hässlichkeit

gr. κακός (kakós) »schlecht, schändlich, häßlich«

Die Angst, hässlich zu sein, kann einen Schatten über die eigene Kontaktfähigkeit werfen; sie lauert im Hintergrund vieler sozialer Ängste und konzentriert sich manchmal auf einzelne Organe – etwa die Nase, den Penis, die Brüste, das Körperfett. Die Betroffenen sind unbelehrbar, sie quittieren tröstliche Behauptungen, gut auszusehen, mit dem Eindruck, dass solche Tröster keine Ahnung von ihren Gefühlen haben. Das ist auch richtig, denn solche Ängste sprechen für eine Störung im Selbstgefühl: Wer sich wertlos fühlt, gewinnt inneren Halt daran, dass er sich dieses Gefühl wenigstens erklären kann, und lässt sich daher diese Erklärung nicht wegnehmen, ebenso wenig wie die Schönheitsoperationen, mit denen er wenigstens vorübergehend hoffen kann, seine Ängste zu beseitigen.

Kakorrhaphiaphobie

Angst vor Fehlern oder Unglück

gr. κακορραφία (kakorrhaphía) »Arglist, Hinterlist, Heimtücke«

Dass etwas schlecht ausgehen kann, gehört zu jeder klugen Planung – manchmal wird dann »Murphys Law« zitiert: »Wenn es zwei oder mehrere Arten gibt, etwas zu erledigen, und eine davon kann in einer Katastrophe enden, so wird jemand diese Art wählen.« Allerdings ist es letztlich ebenso schwierig, alles in den Sand zu setzen, wie alles zum Glück zu wenden. Die Überwindung einer Kakorrhaphiaphobie liegt also nicht im blinden Optimismus, sondern eher darin, die Wechselfälle des Lebens anzunehmen.

Kalligynephobie

Angst vor schönen Frauen

gr. κάλλος (kállos) »Schönheit, treffliche Beschaffenheit«, gr. γυνή (gynḗ) »Frau, Ehefrau«

»Ich danke dem Himmel, dass ich mich nicht wieder verliebt habe«, sagte ein durch eine kränkende Trennung an den Rand des Selbstmordes gebrachter Mann. In solchen Fällen sind Frauen umso gefährlicher, je attraktiver sie sind. In einem anderen Fall litt ein Mann im Sommer an Depressionen, wenn er viele anziehende und halb nackte Frauen sah, während diese Depressionen nach einigen Tagen verschwanden, wenn er seinem Lieblingshobby, dem Bergsteigen in einsamen Hochregionen, frönte. Die Analyse ergab, dass er sich für einen Versager hielt, weil er in seinen Augen nicht die schönste, sondern eine durchschnittliche Frau geheiratet hatte.

Kardiophobie

Angst, etwas am Herzen zu haben

gr. καρδία (kardía) »Herz«

Die Herzangst ist so verbreitet und für das Leben der Betroffenen prägend, dass sie manchmal als Herzneurose beschrieben wird. Während die organischen Befunde dafür sprechen, dass das Herz kerngesund ist, fürchten diese Menschen, im nächsten Augenblick tot umzufallen. Ich war einmal mit einer solchen Phobikerin bergsteigen, die mir, während ich keuchend mit ihr Schritt zu halten suchte, im Brustton der Überzeugung versicherte, ihr Herz sei schwerst geschädigt und sie werde demnächst sterben. Da unser Herz tatsächlich anders schlägt, wenn wir sehr wütend oder sehr ängstlich (oder beides) sind, liegt es nahe, Angsterlebnisse an Herzerlebnisse zu binden und vor allem Aggressionen, die einem Partner gelten, von dem man sich gleichzeitig sehr abhängig fühlt, auf diese Weise zu verarbeiten.

Karnophobie

Angst vor Fleisch

lat. carō »Fleisch«

Fleisch erinnert sensible oder traumatisierte Personen daran, dass der Mensch ein Raubtier ist. Sie fürchten sich, es anzufassen, es zu essen, geschlachtete Tiere zu sehen. Ich sprach einmal mit einer Frau, die aus diesem Grund nicht mehr in südliche Länder reiste. Sie hatte auf einer solchen Reise einmal beobachtet, dass vor den Metzgereien tote Schafe und Kaninchen hingen. Damals war sie an einer Panikattacke erkrankt. Die Bearbeitung ihrer traumatischen, von sexuellem Missbrauch geprägten Vaterbeziehung und die Ermutigung, sich nicht von ihren Ängsten einschüchtern zu lassen, halfen ihr, sich solchen Eindrücken wieder zu stellen. Vegetarierin ist sie geblieben.

Karzinophobie

Angst vor Krebserkrankungen

gr. καρκίνος (karkínos) »Krebs«

Die Angst vor Krebs ist eine der häufigsten Phobien. Sie wird gefährlich, wenn sie Menschen zu Vermeidungsaktionen bewegt, sie also dazu veranlasst, bedrohliche Symptome zu ignorieren und daher zu spät einen Arzt aufzusuchen. Aber auch die umgekehrte Folge belastet die Betroffenen ebenso wie das Gesundheitssystem. Es werden Unsummen für in ihrer Wirksamkeit nicht belegte Vorsorgeuntersuchungen aufgewendet; nach dem Motto, dass viel Anstrengung auch viel Sicherheit mit sich bringt, lassen sich solche Phobiker viel zu oft aufwendig untersuchen und gehen dadurch neue Risiken ein. Der Krebs ist für das Unbewusste ein Symbol für Alter, Tod und Verfall, er gilt, gesicherten medizinischen Erkenntnissen zum Trotz, als unheilbar. Daher ist die psychologische Betreuung von Krebsängstlichen eine wichtige Aufgabe.

Katagelophobie

Angst vor Spott

gr. κατάγελως (katágelōs) »Spott, Hohn«

»Lächerlichkeit tötet!« – »Sticks and stones will break my bones, but words will never hurt me!« (»Stöcke und Steine werden meine Knochen brechen, aber Wort verletzen mich nie!«). So unterschiedlich sind die Urteile über beschämende Erfahrungen. Menschen können Lächerlichkeit umso schlechter verarbeiten, je unsicherer sie in ihrem Selbstgefühl sind, je intensiver sie sich schämen, weil sie aus eben dieser Unsicherheit heraus ein extrem hohes, perfektionistisches Ich-Ideal aufgerichtet haben. Wer selbstsicher ist, wird sich der Realität stellen können, dass es immer jemanden geben wird, der an genau der Stelle lächelt, lacht oder spottet, wo wir uns dem Heiligsten nahe fühlen.

Katapedophobie

Angst, von etwas herunterzuspringen

gr. καaπηδᾶν (katapēdān) »herabspringen, herabsteigen«

Diese Angst verrät eine Störung in der Regulation jener Gefahrenschätzung, die auf Höhenunterschieden basiert. Kinder, die eben laufen gelernt haben, üben sich auch im Springen: vom Schemel, vom Stuhl, vom Tisch. Irgendwann wird der Aufprall schmerzlich und wird daher auch vermieden. Katapedophobiker hingegen können diese Angst nicht regulieren, können Lust und Schmerz nicht gegeneinander abwägen. Sie fürchten jeden Sprung, halten jeden für zu tief, zu gefährlich.

Kathisophobie

Angst, sich hinzusetzen

gr. καθίζειν (kathízein) »niedersetzen, setzen lassen, sich niedersetzen«

[Thaasophobia, gr. θαάσσειν (thaássein) »sitzen«]

Man sollte meinen, dass nichts leichter ist als sich zu setzen bzw. sitzen zu bleiben – nach dem sprichwörtlichen Motto: »Sitzen ist besser als stehen, liegen besser als sitzen!« Aber gerade aus dieser elementaren Zusammenfassung menschlicher Ruhebedürfnisse lässt sich auch die Angst vor dem Sitzen ableiten. Wo sie auftritt, ist die Angst vor dem Liegen vermutlich noch stärker ausgeprägt. Es gibt Patienten im Zustand höchster Spannung, die nicht still sitzen können, sondern im Sprechzimmer herumlaufen, um nicht »ganz durchzudrehen«. Die Kathisophobie hat meist einen traumatischen Hintergrund; die Betroffenen fühlen sich zu Entscheidungen gedrängt, die sie meinen, nicht leisten zu können – »Ich komme erst wieder zur Ruhe, wenn ich weiß, ob ich bei meinem Partner bleibe oder mich von ihm trenne!«

Katoptrophobie

Angst vor Spiegeln

gr. κάτοπτρον (kátoptron) »Spiegel, Spiegelbild«

Die Angst vor Spiegeln wird von Angehörigen primitiver Völker beschrieben, welche sich das perfekte Spiegelbild nicht erklären können und einen bösen Zauber darin vermuten. Der griechische Mythos von Narzissos, der sich so in sein eigenes Bild verliebt, dass er an Liebeskummer stirbt, weist auf einen anderen Aspekt hin. Narzisstisch gestörte Personen können zwar andere korrekt wahrnehmen, sich selbst aber nicht. Magersüchtige halten sich trotz fortgeschrittener Skelettierung immer noch für zu dick, während sie andere Frauen durchaus als »schön proportioniert« wahrnehmen. Angesichts solcher Störungen den Blick in den Spiegel zu meiden, kann durchaus heilsam sein und gefährlicheren Auswegen (wie Schönheitsoperationen oder Magerkuren) vorbeugen.

Kenophobie

Angst vor Leere

gr. κενός (kenós) »leer«

Kinetophobie

Angst vor Bewegungen oder sich zu bewegen

gr. κινητικός (kinētikós) »die Bewegung betreffend«

Die Angst vor Bewegungen ist der Gegenpol einer anderen Grundangst: der Angst vor Unbeweglichkeit, Fesselung, Gefangenschaft. Der Gefesselte fühlt sich von Negativem, Unerwünschtem umgeben und möchte unbedingt freikommen; der von einer Kinetophobie Betroffene fühlt sich in einem guten oder wenigstens gerade noch erträglichen Zustand, den er durch eine Bewegung in eine Katastrophe zu verwandeln glaubt. Vermutlich hat die Kinetophobie eine angeborene Komponente im Totstellreflex, der Schreckstarre, die angesichts überwältigender Gefahren eintritt. Sie mag ihren Überlebenssinn während der langen Zeit der Jägerexistenz des Menschen darin gehabt haben, dass angesichts eines Raubtiers völlige Bewegungslosigkeit lebensrettend sein kann. Ein unbewegliches Objekt wird viel schlechter wahrgenommen als ein bewegtes. Im übertragenen Sinn erstarren Menschen angesichts von Eindrücken, Nachrichten, Erlebnissen, welche zu verarbeiten sie (noch) nicht in der Lage sind.

Klaustrophobie

Angst vor geschlossenen Räumen

lat. claustrum »Verschluss, Gewahrsam«

Die Angst vor geschlossenen, engen Räumen ist sehr verbreitet. Sie drückt sich beispielsweise darin aus, dass die meisten Menschen ein großes Zimmer lieber bewohnen als ein kleines, Chefs größere Büros haben als Mitarbeiter und Höhlenforschung von Erlebnispädagogen als Mutprobe hoch geschätzt wird. Klaustrophobie beruht wahrscheinlich auf einem genetisch bedingten Verhaltensmuster. Sie ist in milder Form biologisch sinnvoll, denn freier Raum verspricht Kampf- und Fluchtmöglichkeiten; enge Räume sind gefährlich, weil ich mich in ihnen schlechter gegen einen Angreifer wehren bzw. ihm entrinnen kann. Manchmal signalisiert eine sehr ausgeprägte Klaustrophobie abgewehrte Wünsche nach extremer Nähe und Verschmelzung, nach einer Rückkehr in den Mutterschoß.

Kleithrophobie

Angst, eingesperrt zu sein

gr. κλεῖθρον (kleĩthron) »Schloß, Riegel«
[Kleisiophobi,e gr. κλείειν (kleíein) »schließen, ver-, einschließen«]

Die Angst, eingesperrt zu sein, steigert die Klaustrophobie manchmal ins Unerträgliche. Sie führt dazu, dass Phobiker nicht mehr in einem Aufzug fahren und nur bei offener Tür oder offenem Fenster schlafen können. Eine Sonderform dieser Phobie ist die Angst, lebendig begraben zu werden, die schon bizarren Vorrichtungen (wie eine Klingelschnur im Sarg) hervorgebracht hat. Die Kleithrophobie wird manchmal durch eine Methode behandelt, die Angstüberschwemmung (*Flooding*) genannt wird. Der Ängstliche muss natürlich damit einverstanden sein, denn es ist eine radikale und grausam anmutende Kur. Wer sich vor Aufzügen fürchtet, wird mit Handschellen gefesselt und eine Stunde in einem Aufzug liegen gelassen. Er durchleidet anfangs schreckliche Ängste, stellt aber dann fest, dass eigentlich nichts weiter geschieht, und kann so künftig seine Phobie kontrollieren.

Kleptophobie

Angst vor Diebstahl

gr. κλέπτειν (kléptein) »stehlen, entwenden, betrügen«

Die Angst, bestohlen zu werden oder andere zu bestehlen, ist in gewissem Umfang normal. Sie wird krankhaft, wo sie sich mit zwanghaften Mechanismen verbindet: als dauernde Beraubungs- und Gefährdungsfantasie, die ständige Gegenmaßnahmen fordert und die Betroffenen daran hindert, sich ihres Besitzes zu erfreuen. Eine andere Variante ist der ängstliche innere Kampf gegen eine Kleptomanie, die einen entgegengesetzten Zwang ausdrückt. Sie führt dazu, dass wider alle vernünftigen Bedenken und mit hohem Risiko, ertappt zu werden, Gegenstände gestohlen werden, welche die Betroffenen meist ebenso gut erwerben könnten.

Klimakophobie

Angst vor Treppen

gr. κλῖμαξ (klĩmax) »Treppe, Leiter«

Die Angst vor Treppen kombiniert angstbedingte Gehstörungen mit Höhenangst. Treppen sind »gefährlich«, man kann stürzen und sich etwas brechen. Eine Patientin erkrankte an einer Klimakophobie, nachdem sie nach einer heftigen Ehekrise wegen Untreue ihres Partners beschlossen hatte, diesen dadurch zu bestrafen, dass sie nicht mehr mit ihm schlief. Sie wohnte mit ihm im vierten Stock. Da er sich nicht trennen wollte und ein schlechtes Gewissen hatte, musste er jetzt alle Einkäufe erledigen und ihr auch sonst viele Gänge abnehmen. Sie konnte höchstens einmal am Tag die acht Treppen erklimmen, die ihr früher keinerlei Mühe gemacht hatten. Sie behauptete, es läge an ihrer Kurzatmigkeit, war aber auf gemeinsamen Urlaubsreisen ohne Weiteres in der Lage, viele Stunden mit ihm durch Städte zu wandern oder spazieren zu gehen. Dieser Fall legt die von Freud in der *Traumdeutung* vollzogene Deutung des Treppensteigens als Symbol für einen Geschlechtsverkehr nahe.

Klinophobie

Angst, ins Bett zu gehen

gr. κλίνειν (klínein) »lehnen, neigen, sich niederlegen«

Wer zu Albträumen neigt oder im Schlaf häufig traumatischen Erinnerungen aus seiner Vergangenheit begegnet, fürchtet sich davor, im Bett zu liegen, weil er dort schon zu oft schreckliche Szenen erlebt hat. Da im Schlaf die Wachsamkeit des bewussten Ich nachlässt, erleben ihn auch gesunde Menschen manchmal als Gefahr; sie erschrecken an der Grenze zwischen Wachen und Schlafen, fahren hoch, sind kurz hellwach und wissen nicht, warum. Eine andere Quelle der Klinophobie ist die Angst, im Schlaf Wichtiges zu verpassen. Der Schlaf wird dann zum Symbol für das Loslassen narzisstisch besetzter Ziele, das von inneren Strafen bedroht ist.

Koimetrophobie

Angst vor Friedhöfen

lat. coemētērium »Kirchhof, Friedhof«, aus
gr. κοιμητήριον (koimētḗrion) »Ruhestätte, Schlafraum«

Die Angst vor Friedhöfen hängt mit der Angst vor den Toten zusammen, die zum Teil auf der Angst vor dem eigenen Tod beruht, zum Teil auf der Angst vor den Totengeistern, die sich in den zahlreichen Sagen über Untote, Zombies, Vampire, Gespenster ausdrückt. Todesangst hängt mit der zentralen Angstqualität von Trennung (vom schützenden Erwachsenen) und Verlust zusammen. Im Tod verliere ich mein Leben, und meine Lieben verlieren mich; ich kann mich nicht mehr um sie kümmern. Umgekehrt reagieren wir auf den Verlust gerade des geliebten Menschen nicht nur mit Trauer, sondern auch mit Enttäuschung und Aggression: Er hat uns im Stich gelassen, und wir wollten doch noch etwas von ihm. Aus dieser Dynamik speist sich die Angst vor dem blutsaugenden Vampir. Sie ist eine Projektion eigener Bedürfnisse. Die vom Tod Beraubten wollen etwas Kostbares zurückbekommen. Je heftiger sie das wollen, desto mehr müssen sie fürchten, dass es ihnen selbst von einem rächenden Totengeist genommen wird, der ihnen das Blut aussaugt und dadurch Unsterblichkeit gewinnt.

Koitophobie

Angst vor Geschlechtsverkehr

lat. coitus »Zusammengehen, Vereinigung, Verbindung, Begattung«

Die Angst vor Geschlechtsverkehr ist eine der autistischen Ängste vor Veränderung. Der Akt, um den die Erwachsenen ein solches Geheimnis machen, erfüllt Kinder mit Schauder und Unsicherheit. Sie wollen ihn kennenlernen und doch meiden; er bedeutet die letzte Konsequenz einer Liebesbeziehung, eine Vermischung von Körpersäften, die weit über mögliche körperliche Gefahren hinaus Ängste vor etwas nicht Umkehrbarem weckt. Koitophobie hat bei Frauen einen anderen Schwerpunkt als bei Männern: Sie fürchten sich vor allem davor, dass etwas Böses in sie eindringt und sie verletzt, während Männer eher fürchten, zu versagen und beschämt zu werden oder sich in den weiblichen Tiefen zu verlieren und nicht mehr zurückzufinden.

Kolpophobie

Angst vor weiblichen Genitalien

gr. κόλπος (kólpos) »Wölbung, Busen als Körperteil, Meerbusen, Mutterschoß«

Freud hat in seiner Arbeit über *Das Medusenhaupt* dieses Thema der griechischen Mythologie mit der Angst vor dem weiblichen Genital erklärt. Die Gorgo Medusa war ein Ungeheuer in der Gestalt einer Frau, mit Haaren aus lebenden Schlangen, deren Anblick jeden Sterblichen zu Stein erstarren ließ. Dem Helden Perseus gelang es dank eines Rats der Göttin Athene, sie zu enthaupten, indem er ihr nicht ins Gesicht blickte, sondern nur ihr Spiegelbild in seinem polierten Schild beobachtete und ihr Haupt sogleich mit geschlossenen Augen in einen Sack steckte. Auf antiken Standbildern trägt Athene das Medusenhaupt auf ihrem Schild. Freud verband diese Geschichte einer Enthauptung und die Panik angesichts der Schlangenhaare mit der Kastrationsangst des Knaben, der zum ersten Mal das Genital und die Schamhaare einer erwachsenen Frau sieht.

Kometophobie

Angst vor Kometen

gr. κομήτης (kométēs) ,»langhaarig, der Haarstern, Komet«

Die Angst vor Kometen ist vor allem eine historische Angst, denn früher wussten die Menschen nicht, was der plötzlich erscheinende helle Stern zu bedeuten hatte, und projizierten in ihn drohendes Unheil. Heute wird die Kometophobie manchmal von Filmemachern geweckt, welche den Einschlag eines Kometen auf der Erde melodramatisch darstellen. Fazinierend daran ist, dass die Betroffenen von ihrem Untergang nicht überrascht werden, sondern er sich ihnen ganz allmählich nähert.

Kontraphobie

Präferenz von Phobikern für furchtbare Situationen

lat. contrā »gegen«

Wir sprechen von einer Kontraphobie oder kontraphobischem Verhalten, wenn ein Angstkranker die Situation nicht meidet, sondern sucht, die ihm Angst einjagt: Wenn der Höhenängstliche in steilen Felswänden klettert, oder die traumatisierte Frau sagt, es mache ihr besondere Freude, nachts durch ein berüchtigtes Stadtviertel zu streifen. Dieses Verhalten drückt eine seelische Grundtendenz aus: passives Erleiden in Aktivität zu verwandeln, sich eine seelische Verletzung so oft und so energisch zu vergegenwärtigen, dass sie endlich bewältigt ist und uns nicht mehr behelligt.

Koprastasophobie

Angst vor Verstopfung

gr. κόπρος (kópros) »Mist, Dünger, Kot, Unrat«,
gr. στάσις (stásis) »Stehen, Stand(ort)«

Angst von Stuhlhypochondern, die extrem schlecht gelaunt sind, wenn sie nicht jeden Tag pünktlich Stuhlgang haben. Da der Darminhalt für Kinder vor der Sauberkeitserziehung interessantes Spielmaterial ist, erklären Erzieher den Kot oft für böse; er wird zum Symbol des Schlechten, und wenn das Schlechte nicht aus mir herauskommt, bleibt es in mir und vergiftet mich. Eine sehr problematische Folge der Koprastasophobie ist, dass sie oft erzeugt, was sie befürchtet. Die Angst vor einem schmerzhaften Stuhlgang kann die Betroffenen in einen Teufelskreis zwingen, den sich gesunde Menschen kaum vorstellen können. Zwischen der Angst, sich nicht entleeren zu können, und der Angst vor einer schmerzhaften Defäkation gefangen, erleben die Betroffenen kaum eine ruhige Minute. Manche ihrer Ärzte greifen zu radikalen Mitteln wie einer gezielten Betäubung des Schließmuskels durch das Nervengift Butoxin, das auch zum Glätten von Falten verwendet wird.

Koprophobie

Angst vor Exkrementen

gr. κόπρος (kópros) »Mist, Dünger, Kot, Unrat«
[Skatophobie, gr. σκώρ (skṓr) »Kot«]

Freud entwickelte die Vorstellung von einer »analen Phase« in der kindlichen Entwicklung. Ob dieses Modell eines begrenzten, schließlich abgeschlossenen Zeitraums mit bestimmten Inhalten stichhaltig ist oder nicht, der Angstforscher sollte seine Aufmerksamkeit auf die Schließmechanismen des Körpers, ihre Symbolik und ihre große Bedeutung für emotionale Beziehungen richten. Die Sauberkeitserziehung des Kindes ist eine Art Vertreibung aus dem Paradies. Während bisher das Kind ganz und gar gut und eine Freude der Mutter war, beginnt ihm die Mutter jetzt klarzumachen, dass es etwas gibt, das in seinem Körper ist und möglichst auf eine Weise entsorgt werden soll, die der Mutter gefällt. Dieses Etwas ist für die Mutter schlecht, es stinkt, es ist sozusagen das Böse. Das Kind hingegen kann zunächst nicht einsehen, weshalb etwas, das ebenso interessant und zu ihm gehörig ist wie alles andere, was es an sich entdeckt, auf einmal schlecht sein soll. So kann sich in der analen Phase ein Vorspiel von späterem Trotz, Geiz und Eigensinn entwickeln; Kind und Mutter kämpfen um Zwangsrituale pünktlicher Entleerung, die komplizierten, aus Blutgefäßen und Muskeln aufgebauten Dichtungen des Enddarms werden zum emotionalen Thema, werden mit Ängsten besetzt, die sich später – vielleicht in krisenhaften Zuspitzungen angesichts der Frage, ob Trotz, Geiz, Eigensinn angezeigt sind oder nicht – in Schmerzen beim Stuhlgang (vgl. Koprastasophobie) und Ängsten vor der Defäkation ausdrücken. Die Koprophobie führt bei manchen Betroffenen zu einem ausgedehnten Vermeidungsverhalten, etwa der Unfähigkeit, fremde Toiletten zu benutzen, Türklinken mit bloßer Hand anzufassen, anderen Menschen die Hand zu geben.

Kosmikophobie

Angst vor kosmischen Ereignissen

gr. κοσμικός (kosmikós) »die Welt betreffend«, zu
gr. κόσμος (kósmos) »Ordnung, Schmuck, Weltordnung, Welt, Weltall«

Von den tapferen Galliern der *Asterix*-Erzählungen heißt es, sie würden sich vor nichts fürchten, außer davor, dass ihnen der Himmel auf den Kopf fällt. Sie sind also frei von allen Phobien außer dieser einen. In solchen Motiven finden wir eine wichtige Qualität der Kosmikophobie: Sie gibt sich nicht mit Kleinigkeiten ab, sie zielt auf das Größte, was wohl bedeutet, dass sie im Grunde für die Angst steht, eine narzisstische Grandiosität könnte zusammenbrechen. Um die Betroffenen zu ängstigen, braucht es schon Kometen, die auf die Erde prallen, einen Vulkanausbruch oder ein Seebeben. Darunter ist es nicht zu machen.

Koulrophobie

Angst vor Clowns

engl. Clown, von lat. colōnus »Kolonist, Bauer«

Paradoxe Angst: Während bei den meisten Kindern und Erwachsenen der Spaßmacher Spannungen löst und Angst nimmt, löst er in seltenen Fällen keine Freude, sondern Furcht aus. Das kann daran liegen, dass traumatisierte Kinder derbe Scherze und Schläge nicht komisch finden (was ja oft die Bereitschaft zur Schadenfreude erfordert), sondern sich mit dem Opfer identifizieren und seinen grotesk gespielten Schmerz als eigenes Leid erleben.

Kryophobie

Angst vor Kälte

gr. κρύος (krýos) »Eiskälte, Frost«

[Psychrophobie, gr. ψυχρός (psychrós) »kalt, kühl, Kälte, Frost«; Cheimaphobie, gr. χεῖμα (cheĩma) »Winter, Winterfrost, Schneesturm«; Frigophobie, lat. frīgus »Kälte, Frost«; Pagophobie, gr. πάγος (págos) »Eis, Reif, Frost«]

Die Angst vor Kälte gehört zu den Kulturen gemäßigter Klimazonen. Im Norden ist die Sonne eine freundliche Mutter, im Süden ein gnadenloser Gott. Als die aus dem Mittelmeerraum kommenden christlichen Missionare den heidnischen Sachsen die Schrecken der dortigen Gluthölle schilderten, fürchteten sich diese nicht, sondern freuten sich: »Endlich werden wir es warm haben.« Denn die germanische Hölle hieß Nibelheim und war neblig und kalt.

Die Kälteangst greift auch die realen Unannehmlichkeiten des Frierens auf und nutzt sie zu symbolischen Umformungen, etwa in der Angst vor »Gefühlskälte«. Es gibt hier interessante Beobachtungen an Heimkindern. Während gut mit Elternliebe versorgte Kinder ihre Mütter dadurch plagen, dass sie auch bei strengem Frost am liebsten im T-Shirt draußen spielen würden und nur widerwillig ihren Mantel überziehen, können es Waisenkinder oft gar nicht warm genug haben und sorgen selbst dafür, dass sie nur mit Mütze und Handschuhen nach draußen gehen.

Krystallophobie

Angst vor Glas

gr. κρύσταλλος (krýstallos) »Eis, Bergkristall«

Die Angst vor Glas betrifft vor allem die winzigen Splitter, zu denen Glas zerbrechen kann. Krystallophobiker geraten in Panik, wenn irgendwo Glasscherben liegen oder in der Küche ein Glas zu Boden fällt. Eine Ursache kann unbewusste Aggression sein, welche nach außen projiziert wird, eine andere die frühere, traumatische Erfahrung, dass eigene Grenzen nicht respektiert wurden, der Betroffene also glaubt, sich nicht ausreichend schützen zu können.

Kymophobie

Angst vor Wellen

gr. κῦμα (kỹma) »Woge, Welle«

Wer nach den harmlosen Wellen des Mittelmeers die Brandung der großen Ozeane kennenlernt, kann nach dramatischen Erfahrungen eine Kymophobie entwickeln, wie jener schwäbische Lehrer, der in Walsers Roman *Brandung* nach seinem ersten Bad dem Pazifik mit einem Rippenbruch entsteigt. In ihrer Mischung aus lustvollem Schaukeln und brutaler Gewalt sind die Wellen der Ozeane ein Sexualsymbol; kein Wunder, dass Surfer jahrelanges Training und geduldiges Warten aufbringen, die ultimative Welle zu »reiten«.

Kynophobie

Angst vor Hunden

gr. κύων (kýōn) »Hund«

Die Angst vor Hunden ist weit verbreitet und wird von Hundebesitzern häufig auf ignorante Weise gesteigert (»Er will nur spielen!«). Sie fußt auf einer Realangst, denn Hunde sind gefährliche Raubtiere, und nur der Experte kann friedliche Rassen von aggressiven unterscheiden. Sie steigert sich, wenn ein Kind angefallen, gar gebissen wurde, tritt aber auch bei Menschen auf, die noch nie eine schlechte Erfahrung mit einem solchen Vierbeiner gemacht haben, anderseits aber auch keine Gelegenheit hatten, mit ihm vertraut zu werden. Wie viele Tierphobien kann auch die Hundeangst auf einer Verschiebung beruhen. Freud hat in der Fallgeschichte vom »kleinen Hans« beschrieben, wie die Angst vor Pferden dadurch entsteht, dass ein Kind die Angst vor dem Vater auf das Tier verlagert.

Kypriphobie

Angst vor Prostituierten oder Geschlechtskrankheiten

gr. Κυπρία (Kypría), Κύπρις (Kýpris) »Beiworte der Aphrodite = Liebe, Liebeslust«

Die Angst vor den Dienerinnen der Venus (*Cyprida* genannt, da sie in Zypern dem Meer entstieg) hängt mit einer unterdrückten und verbotenen Faszination zusammen, welche während der Sexualforschung des Kindes entsteht. Der Knabe gewinne, so schreibt Freud, »die Kenntnis von der Existenz gewisser Frauen, die den geschlechtlichen Akt erwerbsmäßig ausüben und darum allgemein verachtet werden. Ihm selbst muß diese Verachtung ferne sein; er bringt für diese Unglücklichen nur eine Mischung von Sehnsucht und Grausen auf, sobald er weiß, daß auch er von ihnen in das Geschlechtsleben eingeführt werden kann, welches ihm bisher als der ausschließliche Vorbehalt der ›Großen‹ galt. Wenn er dann den Zweifel nicht mehr festhalten kann, der für seine Eltern eine Ausnahme von den häßlichen Normen der Geschlechtsbetätigung fordert, so sagt er sich mit zynischer Korrektheit, daß der Unterschied zwischen der Mutter und der Hure doch nicht so groß sei, daß sie im Grunde dasselbe tun.« (Freud 1910, GW VIII, S.73)

Aus dieser Dynamik leitet Freud das Verhalten der Männer ab, die mit großer Leidenschaft eine Frau von zweifelhaftem Ruf »retten« wollen, während andere eine Frau nur dann anziehend finden, wenn es einen Rivalen gibt. Insgesamt, so Freud, erschwert eine sexualfeindliche Kultur es den Individuen, zärtliche und sinnliche Strebungen zu vereinigen. Dadurch sind viele Männer nur dort voll potent, wo das Liebesobjekt erniedrigt ist, oder sie fürchten sich vor den Frauen, welche diese Erniedrigung verkörpern.

Lalophobie

Angst zu sprechen

gr. λαλεῖν (laleĩn) »schwatzen, plaudern, reden, sprechen«

Stimme und Sprache sind die wichtigsten Instrumente, um Menschen zu beeinflussen. Sie werden von frühester Kindheit an geschult, bewertet und in vielen Fällen auch kritisiert und entwertet. So belastete Kinder können eine Lalophobie entwickeln, die manchmal bis zum völligen Verstummen (Mutismus) führt. In leichteren Fällen drücken sich die Sprechängste in Stottern oder Nuscheln aus, beispielsweise in der für den Zuhörer unangenehmen Neigung, schwierige Wörter undeutlich auszusprechen, um nicht bei einem Fehler ertappt zu werden, oder eine Fremdsprache aus demselben Grund möglichst leise zu artikulieren.

Leukophobie

Angst vor der Farbe Weiß

gr. λευκός (leukós) »hell, glänzend, weiß«

Die unheimlichen Qualitäten der Farbe Weiß hat Hermann Melville sehr eindrucksvoll in seinem Roman über den weißen Wal Moby Dick beschrieben. Weiß kommt in der Natur dort kaum vor, wo sie dem Leben freundlich ist; stattdessen in Schnee, Eis und Sandwüste. Während in den europäisch geprägten Kulturen Schwarz diese Qualität hat, ist Weiß in Afrika und Asien die Farbe des Todes. Wenn Panikattacken durch den Anblick von weißen Flächen oder Kleidern ausgelöst werden, denken wir an Schreckerlebnisse, infolge weißer Kittel, Schnees oder Nebels.

Hermann Melville, *Moby Dick* »

Doch noch immer haben wir weder das Rätsel dieser Weiße gelöst noch herausgefunden, warum das Weiß die Seele mit solcher Macht an sich zieht; und was noch seltsamer ist und bedeutend unheimlicher – dass das Weiß, wie wir gesehen haben, das bedeutendste Symbol geistiger Dinge ist, nein, vielmehr der wahrhaftige Schleier des Christentums und trotzdem eine Steigerung dessen, was den Menschen in höchste Panik versetzt.

Ist es ihr unbestimmtes Wesen, das die herzlose Leere und immense Ausdehnung des Universums widerspiegelt und uns auf diese Weise hinterrücks mit dem Gedanken an die Auslöschung anfällt, wenn wir tief hinein in die Weiße der Milchstraße blicken? Oder hat es damit zu tun, dass das Weiß seinem Wesen nach weniger eine Farbe ist als vielmehr die sichtbar gemachte Abwesenheit aller Farben und gleichzeitig deren Summe? Ist es aus den genannten Gründen, dass man eine stumme und genauso bedeutungsvolle Leere angesichts einer weiten Schneelandschaft spürt – eine Farblosigkeit, die Allfarbe eines Atheismus, der uns zurückschrecken lässt? Und wenn wir uns jene andere Theorie der Naturphilosophen vergegenwärtigen, wonach alle anderen Farben dieser Erde – jede üppige oder liebliche Verzierung; die sanften Farbenspiele des Sonnenuntergangs oder der Wälder; der goldene Samt der Schmetterlinge; die schmetterlingsweichen Wangen junger Mädchen –, dass dies alles nichts weiter ist als eine Täuschung; nichts davon tatsächlich Eigenschaft der Materie, sondern nur von außen darübergelegt; dass also die ganze vergötterte Natur sich eben nur schminkt wie eine Prostituierte, deren Sinnlichkeit nur dazu dient, ein Leichenhaus im Inneren zu überstrahlen; und wenn wir noch einen Schritt weitergehen, wird uns klar werden, dass die mystische Kosmetik, die jede dieser Farben produziert, dass das großartige Prinzip des Lichts selbst für immer weiß und farblos bleibt, wenn es unmittelbar auf die Materie einwirken, alle Objekte berühren, selbst Tulpen und Rosen mit dem eigenen Weiß einfärben würde – wenn man dies alles zusammennimmt, liegt das Universum starr vor uns wie ein Leprakranker, und wie ein eigensinniger Reisender in Lappland, der sich weigert, eine bunt gefärbte und schönfärbende Brille über die Augen zu ziehen, schaut sich der bemitleidenswert Ungläubige blind an dem gigantischen weißen Leichentuch, das alles um ihn herum verhüllt.

All das verkörperte der Albinowal. Wundert einen da noch diese vermessene Jagd?

Limnophobie

Angst vor Seen

gr. λίμνη (límnē) »See, Teich, Sumpf«

Die Angst vor Seen kann durch traumatische Erlebnisse bedingt sein – niemand wird sich wundern, wenn eine Mutter den See nicht mehr ertragen kann, in dem ihr Sohn ertrunken ist. In anderen Fällen löst der Anblick weiter, freier Flächen Ängste aus, die in ihrer Dynamik der Agoraphobie verwandt sind. Während viele Menschen den Blick in grenzenlose Weite als lustvoll empfinden und Grundstücksmakler hohe Preise für einen »Seeblick« fordern, fürchten sich Limnophobiker vor dieser Endlosigkeit, die sie mit Einsamkeit und Kontaktverlust verknüpfen.

Linonophobie

Angst vor Schnüren

gr. λίνον (línon) »Leinpflanze, Faden, Schnur, Leintuch«

Die Angst vor Schnüren oder Stricken hat häufig eine symbolische Qualität, die mit Störungen der Aggressionsverarbeitung zusammenhängen kann, manchmal auch mit der Abwehr sadistischer Impulse, das Sexualobjekt zu fesseln und sich auf diese Weise gänzlich seiner zu bemächtigen. Bänder können verbinden, aber auch erwürgen. Chinesische Kaiser sollen unliebsamen Untertanen eine seidene Schnur geschickt haben. Diese wussten dann, dass sie zum Tod verurteilt waren, aber noch Zeit hatten, das Urteil selbst zu vollstrecken.

Litigaphobie

Angst vor Rechtsprozessen

lat. lītigāre »streiten, zanken, prozessieren«

Während die meisten Menschen – Querulanten ausgenommen – sich zwar lieber gütlich einigen, notfalls aber auch einen Anwalt beauftragen, für sie zu prozessieren, veranlasst eine Litigaphobie die Betroffenen, lieber ihre Rechte zu opfern, als vor Gericht zu ziehen. Vor allem in Erbauseinandersetzungen und anderen Familienstreitigkeiten ist diese Angst sehr problematisch, weil sie dazu führt, dass Vorwürfe und Anklagen ewig zirkulieren. Jede Seite pflegt die Fantasie, Opfer großen Unrechts zu sein, während Kinder und andere nicht direkt Beteiligte unter endlosen Missstimmungen mehr leiden als unter einem noch so harten Urteil.

Lochiophobie

Angst zu gebären

gr. λόχιος (lóchios) »das Gebären betreffend«

[Maieusiophobie, gr. μαίευσις (maíeusis) »das Entbinden, das die Hebamme besorgt«, Tokophobie, gr. τόκος (tókos) »das Gebären, Geburt, das Geborene«]

Entgegen mancher Beteuerungen über »sanfte« oder »natürliche« Geburt finden die meisten Frauen diesen Akt nicht nur schmerzhaft, sondern auch ängstigend. Sie fühlen sich von einem Naturereignis überwältigt. Während in den meisten Fällen die Freude über ein Kind und die Anerkennung der Umwelt für die mit Schwangerschaft und Geburt verbundene Leistung diese Ängste aufwiegen, können sie unter weniger glücklichen Umständen eine Lochiophobie auslösen. Diese führt unbehandelt dazu, dass die Erstgebärende um keinen Preis der Welt weitere Kinder austragen will und lieber Abtreibungen in Kauf nimmt, als sich noch einmal einer Geburt zu stellen.

Logophobie

Angst vor Wörtern

gr. λόγος (logos) »Rede, Sprache, Wort«
[Verbophobie, lat. verbum »Wort, Rede«]

Worte können sehr tief in eine Person eindringen, sie im Innersten treffen und schädigen, aber auch aufbauen und befreien. Darauf beruht die »Redekur« der Psychoanalyse. Eine Logophobie ist häufig die Folge einer schwarzen Pädagogik, in der das Sprachverständnis und die Willigkeit des Kindes, sich verbal der Welt zu nähern, missbraucht wurden, um ihm Schuldgefühle einzupflanzen und ihm zu vermitteln, dass seine spontanen Äußerungen »böse« sind. Wer an dieser Phobie leidet, scheut sich oft auch vor einer Psychotherapie, weil er alles Sprechen mit moralischer Kritik und Abwertung verbindet.

Luiphobie

Angst vor Syphilis

lat. luēs »ansteckende Krankheit, Seuche, Pest, (Med.) Syphilis«

Der Schriftsteller Walter von Molo berichtet in seinen Erinnerungen, sein Vater habe ihn als Schüler in ein Museum geführt, wo zahlreiche in Spiritus eingelegte Präparate monströse Folgen von Syphilis und anderen Geschlechtskrankheiten dokumentierten. Danach sei er zufrieden mit ihm nach Hause gegangen, denn er hatte nun seinen Sohn über die Gefahren des Geschlechtslebens aufgeklärt. Solche Formen der Sexualerziehung sind sehr geeignet, eine Luiphobie auszulösen, die früher häufiger war als heute. In

Extremfällen führt die Luiphobie dazu, dass keine öffentlichen Toiletten benutzt, keine Türklingen berührt werden können, weil die Angst vor Ansteckung weit über die realen Gefahren hinausreicht.

Lutraphobie

Angst vor Ottern

lat. lutra »Otter«

Fisch- und Seeottern (Lutra Lutra) sind elegante Raubtiere, die sich im Wasser weit mehr zu Hause fühlen als der Mensch und deshalb ähnliche Phobien auslösen können wie Fische (siehe Ichthyophobie). An vielen Küsten gibt es Sagen, wonach die Seelen Ertrunkener in der Gestalt dieser an das Wasserleben angepassten Marderart an die Küste kommen. Das mag zur Furcht vor den Ottern beigetragen haben, die dem Menschen noch nie gefährlich geworden sind, während dieser sie wegen ihres Pelzes an vielen Orten ausgerottet hat.

Mageirikophobie

Angst zu kochen

gr. μαγειρικός (mageirikós) »zum Kochen gehörig«

Kochen ist eine oft unterschätzte Kunst; wenn jemand Angst hat, es zu tun, kann das daran liegen, dass er sich fürchtet zu scheitern, oder aber sich erniedrigt fühlt, wenn er sie ausübt. Das gilt vor allem in einer individualisierten Gesellschaft, in der es nicht mehr traditionell geregelt ist, dass beispielsweise Männer die Gans schießen oder schlachten, Frauen sie braten, und beide zusammen sie essen. Hinter einer Mageirikophobie können sich auch andere Ängste verbergen, beispielsweise solche vor Feuer, vor Gas, vor Verbrennungen oder Giften.

Makrophobie

Angst vor großen Dingen

gr. μακρός (makrós) »lang, groß, weit«
[Megalophobie, gr. μέγας (mégas) »groß, geräumig, gewaltig«]

Größe ist in diesem Fall relativ, nicht absolut; sie bemisst sich an dem Teil des Gesichtsfeldes, den ein Objekt beansprucht. Die Makrophobie ist zunächst eine spontane, vermutlich instinktive Angst vor noch nicht genau wahrgenommenen, schnell bewegten, großen Gegenständen, die Schreckstarre und möglicherweise eine Fluchtreaktion auslösen. Der Inhalt der Panik lässt sich am besten als Überwältigung fassen, gleichgültig, ob ein Baum, ein Felsbrocken oder ein großes Raubtier auf das Opfer zustürzt. Diese Angstreaktion kann sich verfestigen und dazu führen, dass alle *zu* großen Dinge unangenehme Gefühle auslösen. So fühlen sich manche Menschen am Fuß eines Berges oder zwischen Wolkenkratzern unwohl, während sie aus sicherer Entfernung gerne auf eine Gebirgskette oder die Skyline von Manhattan blicken.

Malaxiophobie

Angst vor Liebesspielen

lat. malaxare, aus gr. μαλάσσειν (malássein) »erweichen, verweichlichen, geschmeidig machen, mildern«

Das Liebesspiel auszukosten, setzt voraus, dass ein angstfreier Umgang mit Erotik möglich ist. Da Sexualität in der Erziehung oft tabuisiert und mit verschiedenen Ängsten (Schwangerschaft, Ansteckung, Abhängigkeit, Beschämung, Impotenz, Frigidität) verknüpft wird, haben viele Männer und Frauen Probleme damit, wenn der Sexualakt zu lange dauert. Sie wünschen ihn durchaus, denn sie erleben sich durch den Vollzug aufgewertet. Aber sie können ihn nur wenig genießen und fühlen sich erst wieder sicher, wenn »es gut geklappt« hat und sie »gut gewesen« sind, beides Bestrebungen, welche Lust und Entspannung nicht gerade fördern.

Mastigophobie

Angst vor Strafe

gr. μάστιξ (mástix) »Geißel, Peitsche, Plage«
[Poinephobie, gr. ποινή (poinḗ) »Strafe, Rache, Zahlung«]

Wer kleine Kinder erziehen oder beeinflussen möchte, hat die Wahl zwischen zwei elementaren Mitteln: Lohn und Strafe, Zuckerbrot und Peitsche; später kommt die Vermittlung der Einsicht hinzu, dass es wünschenswert ist, ein bestimmtes Ziel zu erreichen. Strafangst gilt als das unzuverlässigste Mittel, um Verhalten zu verändern, was aber nicht heißt, dass sie wenig verwendet wird. Denn sie ist meist am bequemsten, da nichts weiter als körperliche oder geistige Überlegenheit notwendig ist, um eine andere Person zu ängstigen, zu beschämen, ihr Schmerzen zuzufügen. Strafangst schüchtert ein, reduziert menschliche Fähigkeiten und weckt sadistische Neigungen durch die Identifizierung mit dem Angreifer. Schläge als Erziehungsmittel wurden in Jägerkulturen nicht angewendet, weil Kinder dann »schlechte Jäger« wurden. In der Bibel steht hingegen, man solle Kinder schlagen, solange sie noch klein sind, damit sie später den Eltern keinen Kummer bereiten.

Mechanophobie

Angst vor Maschinen

gr. μηχανή (mēchanḗ) »Werkzeug, Maschine, Kunstgriff«

Die Angst vor Maschinen hängt oft mit der Angst vor dem Unbekannten zusammen. Da Maschinen oft stärker, geschickter, schneller als Menschen sind, führen sie zu Ängsten, von einem unbelebten Ding »besiegt« und beschämt zu werden. Ein dritte Qualität ist das Unheimliche, welches dadurch entsteht, dass wir einem leblosen Apparat die Qualitäten eines Lebewesens zugeschrieben haben. Sie drückt sich vor allem in der großen Faszination an jenen Robotern aus, die später zum »Cyborg« oder »Robocop« wurden – Mischungen aus Mensch und Maschine, nicht immer als solche erkennbar.

Medomalakophobie

Angst, eine Erektion zu verlieren

gr. μέδειν (médein) »an etwas denken, sich sorgen«,
gr. μαλακός (malakós) »weich, sanft, schlaff«

Männliche Angst, eine schon erreichte Erektion wieder zu verlieren, beim Liebesspiel die Erregung nicht lange genug »halten« zu können (siehe auch Malaxiophobie). Auf körperliche Funktionen bezogene Ängste erzeugen oft, was sie befürchten. Wer seine Erektion ängstlich beobachtet und ihr Schwinden fürchtet, sieht sich gezwungen, den Verkehr rasch durchzuziehen, um wenigstens einen Teil seiner männlichen Ehre zu retten; oder er steht bzw. liegt als Versager da. Im Hintergrund der Medomalakophobie können wir Ängste vor Nähe und Ängste vor dem Genitale der Partnerin oder des Partners vermuten. Wer sich und anderen nichts beweisen muss, fürchtet sich auch nicht, zu versagen; er kann akzeptieren, dass Erektionen, wie andere Ausdrucksformen des Organismus auch ein spontanes Geschehen sind, keine abrufbare Leistung.

Melanophobie

Angst vor der Farbe Schwarz

gr. μέλας (mélas) »schwarz, dunkel«

Im Aberglauben bedeutet Schwarz Unglück und Tod – die schwarze Katze, das schwarze Schaf, der schwarze Mann. Solche Ängste speisen sich aus der sozialen Umwelt; es gibt Untersuchungen, wonach die Kinder ängstlicher Eltern nicht nur besonders ängstlich sind, sondern vor denselben Situationen Angst haben wie diese. Auf ähnlichem Weg pflanzen sich auch abergläubische Traditionen fort.

Melophobie

Angst vor Musik

gr. μελῳδία (melōdía) »Gesang, Lied«

Im Volksmund heißt es zwar: »Wo man singt, da lass dich nieder/ Böse Menschen kennen keine Lieder!« Das hilft aber den Bewohnern der Häuser an von Straßenmusikern frequentierten Plätzen nicht viel, die den Sommer entweder hinter Schallschutzscheiben überstehen oder täglich viele Stunden Gefiedel und Gedudel ertragen müssen. Musik erfreut das Herz, wenn sie frei gewählt werden kann, noch mehr, wenn ich selbst ein Instrument spiele und mit meinen Fertigkeiten zufrieden bin. Aber sie tötet im Übermaß jede innere Ruhe und kann bei vorgeschädigten (etwa traumatisierten) Personen zu Panikattacken oder Wutausbrüchen führen.

Meningitophobie

Angst vor Hirnhautentzündung

Med. Meningitis »Hirnhautentzündung«, von gr. μῆνιγξ (mēninx) »(Hirn)haut«

Da eine Gehirnhautentzündung bei Erwachsenen sehr selten ist, handelt es sich in den meisten Fällen um eine hypochondrische Angst, die durch die Häufigkeit banaler Kopfschmerzen einerseits, durch dramatische Berichte über Meningitistote andererseits von den Betroffenen komponiert wird. Notfalls kann eine neurologische Untersuchung den Spuk vertreiben und den Hypochonder wenigstens bis zum nächsten Kopfschmerzanfall beruhigen.

Menophobie

Angst vor der Menstruation

gr. μήν (mḗn) »Monat«

Die Monatsblutung ist von vielen magischen Vorstellungen umgeben. James Frazer hat in *Der goldene Zweig*, seinem umfassenden Werk über Riten primitiver Völker, beschrieben, wie menstruierende Mädchen in eigens errichtete Hütten gesperrt, auf Pfahlbauten zwischen Himmel und Erde untergebracht werden. Auch in den mosaischen Gesetzen gilt die blutende Frau als »unberührbar« und muss sich nach ihren Tagen durch ein rituelles Bad reinigen. Während diese abergläubischen Vorstellungen wahrscheinlich mit der Angst vor menschlichem Blut zusammenhängen, ist eine Menophobie heute eher mit Ängsten vor einer Schwangerschaft oder mit dem Ausbleiben einer erwünschten Schwangerschaft verbunden. Manchmal hat dieses Leiden auch selbstverstärkende Qualitäten, da die mit ängstlicher Spannung erwartete Monatsblutung häufig schmerzhafter verläuft als die bedenkenlos hingenommene.

Merinthophobie

Angst, gefesselt zu werden

gr. μήρινθος (mērinthos) »Faden, Schnur«

Menschen zu fesseln ist nicht nur ein beliebtes Kinderspiel um Indianer und Marterpfahl, sondern auch eine in der sadomasochistischen Szene äußerst verbreitete und beliebte Sexualpraktik. Sie fasziniert die Beteiligten vor allem deshalb, weil die Fantasie von völliger Kontrolle über einen willenlos gemachten Sexualpartner eigene Sexualängste und die Irritierbarkeit sexueller Erregungsabläufe bannen kann (siehe auch Medomalakophobie, Malaxiophobie). Die Merinthophobie dient der Abwehr entsprechender Wünsche oder sexueller Fantasien und wird dann zum Problem, wenn sich Paare nicht mehr liebevoll über die Grenzen ihrer Bereitschaft austauschen können, in ihrem Sexualleben neue Wege zu suchen.

Metallophobie

Angst vor Metall

gr. μέταλλον (métallon) »Mine, Erzader, Schacht, Metall«

Obwohl Metalle (etwa Eisen für die Blutbildung) für den menschlichen Organismus lebenswichtig sind, erleben wir unseren Körper als etwas, das sich strikt von den Dingen aus Metall unterscheidet, die ganze Perioden unserer Evolution prägten: Steinzeit – Bronzezeit – Eisenzeit. Manche Personen, die unter unklaren Depressionen und Spannungen leiden, führen diese auf die Anwesenheit von Metall in ihrem Körper zurück – auf Nägel, Drähte oder Klammern, mit denen Knochenbrüche repariert wurden, auf Amalgamplomben in ihren Zähnen, auf Blei oder Quecksilber, die sie mit Nahrungsmitteln aufgenommen und in ihrem Körperfett gespeichert haben. Solche Ängste können begründet sein, werden oft aber auch phobisch übersteigert, denn die meisten Personen vertragen die erwähnten Metalle in ihrem Organismus problemlos. Sie beeinträchtigen bei einer Metallophobie die Lebensqualität so sehr, dass große Anstrengungen unternommen werden, um die als schädlich erlebten Metalle wieder aus dem Körper zu entfernen.

Metathesiophobie

Angst vor Veränderungen

gr. μετάθεσις (metáthesis) »Umsetzung, Änderung«

Die Angst vor Veränderungen ist eine zentrale, in wohl jedem Menschen nachweisbare Angst, der Gegenspieler der nicht weniger wichtigen Neugier. Eine besonders ausgeprägte Metathesiophobie weisen die sogenannten Autisten auf, die kaum Geborgenheit in ihren zwischenmenschlichen Beziehungen finden. Autistische Kinder schieben die Mutter aus dem Weg, als sei sie ein Gegenstand, ohne emotional auf sie zu reagieren. Sie brechen aber in Panik aus, wenn sich in ihrem Zimmer etwas an der von ihnen hergestellten Ordnung ihres Spielzeugs verändert. Solche autistischen Ängste werden auch bei normalen Menschen erkennbar, wenn lieb gewordene Rituale gestört werden: wenn der Frühstückstisch anders gedeckt, der Kaffee anders gekocht, das Bett anders gemacht worden ist, als sie es gewohnt sind. Die kleine Veränderung ist sozusagen ein Symbol für eine größere, für drohendes Chaos.

Über Franz Polzers Bett hing das Bild seines Schutzheiligen. Es war nicht viel größer als eine Ansichtskarte, weiß und rechteckig. In der Mitte stand der Heilige, bunt bemalt. Das Bild war gerahmt und unter Glas.

Polzer hatte das Bild noch von seiner Mutter erhalten. Einmal war der Heilige im Zimmer der Mutter gehangen, zwischen anderen farbigen Heiligenbildern. Polzers Mutter war eine fromme Frau gewesen. Täglich hatte sie Öl in die Lampe gegossen, die zu Füßen des Heilands auf der dunklen Treppe hing und Tag und Nacht flackernd brannte. Sie nahm ihn auch in die Kirche mit. Franz Polzer erinnerte sich seiner ersten Kirchenbesuche gut. Er kniete neben der Mutter unter den großen dunklen Bildern, von angstvollen Vorstellungen bewegt. Er fürchtete die blutenden Gestalten der Märtyrer und vermochte doch den Blick nicht von ihnen zu wenden. Sie waren halbbekleidet, ihr Fleisch war rot bemalt und ihr Antlitz leidensverzerrt nach oben gewendet. Polzer verließ die Kirche bedrückt von Vorstellungen von Sünden und Martern und geängstet von dem Gedanken, das Heilige verletzt zu haben. Er stellte seine regelmäßigen Kirchenbesuche erst ein, als er mit Karl Fanta zusammenzog. Von nun an besuchte er die Kirche nur selten und heimlich.

Auch als er mit Karl wohnte, hing das Bild seines Schutzheiligen an der Wand über dem Bett. Er stand zu dem Bild des heiligen Franziskus in einem besonderen Verhältnis. Nie hätte er eine Nacht ohne den Schutz des über seinem Bett hängenden Bildes geschlafen und selbst auf kleine Reisen nahm er es mit. Er hatte das Gefühl, daß mit dem Schicksal dieses Bildes geheimnisvoll auch sein Schicksal verknüpft sei. Trotzdem hatte er niemals die

Vorstellung eines persönlichen, ihn schirmenden Heiligen. Er dachte an das Bild und nie an den Patron.

Das Bild hing in den Nächten über dem Bett. Polzer hatte nie einen gesunden Schlaf. Des Nachts lag er wach und hörte schnarrende Geräusche. Ihm war, als näherten sich schlürfende Schritte, und er ängstigte sich. Abends las er, trotzdem es seine Erregung verstärkte, die Mordchronik der Zeitung und die Prozeßberichte. Er schnitt diese Berichte aus, versah sie mit dem Datum und ordnete sie in seinem Schreibtisch.

Oft auch las er abends in Büchern, die Frau Porges einer Bibliothek entlehnte. Sie enthielten die Darstellungen von Verbrechen und den Abenteuern der Detektive. Er las dies alles aus dem unbestimmten Verlangen, sich die Berechtigung seiner nächtlichen Angst zu beweisen. Es war kein Zweifel, daß Gefahr vorhanden sei. Ein Gedanke beruhigte ihn in solchen Nächten: der Gedanke an das Bild über seinem Bett. Er dachte nicht darüber nach, ob es imstande sein könne, ihn zu schützen. Ihn beruhigte seine Gegenwart. Als bestätigte sie ihm, daß alles in Ordnung, alles an seinem Platz sei, auch in der unkontrollierbaren Dunkelheit sich nichts geändert habe und daß er selbst nichts getan habe, das die feste Ordnung der Regelmäßigkeit durchbrechen könne und so dem Außergewöhnlichen die Tür öffnen.

In der Zeit, als Polzer mit Karl wohnte, brachte ihm das Bild Karls Spott. Karl nannte ihn abergläubisch. Er dachte nicht daran, daß Polzers Verhältnis zu dem Bild ein Verhältnis zur Ordnung oder daß Aberglaube eben die ängstliche Achtsamkeit auf Ordnung und Regel und Furcht vor der Gefahr des Außergewöhnlichen sein könne. Polzer hatte jahrzehntelang einen Federhalter benutzt, den er sich noch als Schüler gekauft hatte. Es war ein schwarzer, zusammenlegbarer, einfacher Federhalter. Er hätte als Schüler nicht gewagt, seine Schularbeiten mit einem anderen Federstiel niederzuschreiben. Noch als Student und als Beamter schrieb er mit diesem Halter, den er stets bei sich trug. Plötzlich war der schwarze Federhalter verschwunden. Das geschah in der Zeit der ersten Annäherungsversuche der Witwe, und Polzer zweifelte nicht daran, daß Frau Porges den Federhalter beiseite geschafft habe, weil sie wußte, wie sehr ihn das Verschwinden dieses alten Federstiels in Unruhe versetzen mußte.

Polzer brachte es nie über sich, sich von Dingen, die ihm gehörten, freiwillig zu trennen. In seinen Kästen und Schuhen häuften sich alte Papiere, Zeitungen, unbrauchbar gewordene Kleidungsstücke. Der schreckliche Gedanke an Hausdiebstähle verließ ihn nie. Er fürchtete ständig, es könnten Dinge aus seinem Besitz verloren gehen, ohne daß er es bemerke. Polzer fand kein Mittel, die ständige Unruhe, in die dieser quälende Gedanke ihn versetzte, zu überwinden. Alle seine Sinne mußten ununterbrochen auf der Lauer sein, denn die Gefahr bestand. Keine Veränderung durfte ihm entgehen. Allwöchentlich zählte er nach, was er besaß, Bücher, Zeitungen, alte Papiere, Wäsche, Kleider. Er wollte die Gewißheit, daß sich nichts an seinem Besitzstand geändert habe.

Polzer wußte, daß er keine Schätze besitze. Er war nicht im Zweifel, daß seine Habseligkeiten, seine vielfach geflickte Wäsche, die übertragenen Anzüge keinen großen Wert darstellten und kaum jemanden verlocken könnten, sich sie anzueignen. Trotzdem wurde er diese Furcht nicht los. Sie kam über ihn, sobald es dunkel war. Die Nacht barg alle Gefahren. Er war wehrlos und traute der Einsamkeit nicht. Etwas hielt sich verborgen, die Verschwörung atmete aus dem Dunkel, Polzer vermochte nichts gegen sie.

Der Anschlag gegen ihn knarrte, atmete und lauerte an der Tür. Durch eine Bresche konnte er hereinbrechen, wenn der erste Stein gelöst war, daß er Fuß fassen konnte. Polzers Habseligkeiten waren gezählt, die Jalousienschnüre lagen im rechten Winkel, die Ordnung war noch nicht unterbrochen. Das Bild hing als Zeuge über dem Bett.

Meteorophobie

Angst vor Meteoren

gr. μετέωρος (metéōros) »in die Höhe gehoben,
ntr. pl. Himmels-, Lufterscheinungen«

Die meisten Meteore verglühen in der Erdatmosphäre. Verletzungen durch solche Himmelskörper sind ein extrem unwahrscheinliches Ereignis, das in historischen Zeiten kaum zu Todesfällen geführt hat. Zugleich sind sie aber ein spektakuläres Risiko und daher ein beliebter Filmstoff. Obwohl tagsüber die Gefahr, durch einen Meteor verletzt zu werden, ebenso »groß« ist wie nachts, fürchten sich die meisten Meteorophobiker vor allem vor nächtlichen Spaziergängen; es mag auch mit der apokalyptischen Drohung zu tun haben, dass vor dem Jüngsten Gericht die Sterne vom Himmel fallen werden.

Metrophobie

Angst vor Gedichten oder Reimen

gr. μέτρον (métron) »Vers, Versmaß«

Karl May beschreibt in einer seiner Reiseerzählungen eine schrullige Gestalt, die nur in Reimen spricht. Solche Marotten mögen bei denen, die ihnen ausgesetzt sind, zu einer Metrophobie führen; eine traumatische Ursache wäre beschämendes Versagen beim Vortrag eines auswendig gelernten Gedichtes, das sich zum Hass auf Gedichte schlechthin ausweitet.

Mikrophobie

Angst vor kleinen oder winzigen Dingen

gr. μικρός (mikrós) »klein, kurz, gering, wenig«

Während sich die Makrophobie gegen Fantasien von Überwältigung richtet, dominiert in der Mikrophobie die Angst vor dem Eindringen gefährlicher, aber nicht rechtzeitig erkennbarer Dinge in das Körperinnere. Das können Bakterien sein, schädliche Pilze, Glassplitter, Parasiten. Während die Makrophobie vermutlich so alt ist wie die Menschheit, ist die Mikrophobie durch die Naturforschung ebenso stimuliert worden wie diese durch das Mikroskop. Wer Hausstaub oder einen Tropfen Wasser aus einer unschuldigen Blumenvase unter starker Vergrößerung betrachtet, erkennt in der Tat, dass er seinen Lebensraum mit zahlreichen Winzlingen teilen muss, auf deren Harmlosigkeit er nur bauen kann, wenn er sich in seiner Haut wohlfühlt und den Experten vertraut.

Mnemophobie

Angst vor Erinnerungen

gr. μνήμη (mnḗmē) »Erinnerung, Gedächtnis«

Erinnerungen sind der kostbarste Schatz eines Menschen, er hütet sie und grämt sich, wenn sie ihm verloren gehen. Das gilt in allen Fällen, in denen wir vorwiegend Gutes zu erinnern haben. Aber es gibt Zustände nach heftigen traumatischen Erfahrungen – wie Vergewaltigung, Folter oder Aufenthalt in einem Konzentrationslager –, die dazu führen, dass die Betroffenen fürchten , sich zu erinnern, weil dann sogleich Bilder ihrer Traumatisierungen lebendig werden. Es bleibt ihnen nichts anderes, als sich möglichst pausenlos abzulenken, wie jener von Paul Matussek beschriebene KZ-Überlebende, der nicht nur Tag und Nacht in seinem Laden arbeitete, sondern am Wochenende rastlos einen Schrebergarten bestellte.

Monopathophobie

Angst vor bestimmten Krankheiten

gr. μόνος (mónos) »allein, einzeln, einzig«,
gr. πάθος (páthos) »Leid, Unglück, Missgeschick, Schmerz«

Wer versucht, gegen Ängste vorzugehen, entdeckt oft, dass sie ihre Gestalt verändern. Die Therapeutin hat durch Aufklärung und einen Test den Aids-Phobiker davon überzeugt, dass er nicht mit dem HIV-Virus infiziert ist und sich, da er seiner Freundin treu bleibt und Türklinken harmlos sind, auch in der Zwischenzeit nicht angesteckt haben kann. Er geht scheinbar beruhigt fort, kommt aber in die nächste Sitzung mit einem Zeitschriftenartikel, in dem über ein Virus berichtet wird, das Krebs auslösen kann und durch Sexualverkehr übertragen wird: Daran muss er leiden, damit hat er seine Partnerin angesteckt, dieses Problem muss unbedingt untersucht werden. Dieser Mann leidet an einer Polyphobie (siehe dort), nicht an einer Monopathophobie. Aus dem Gesagten wird auch deutlich, dass eine Monopathophobie leichter zu behandeln ist als eine Polyphobie.

Musophobie

Angst vor Mäusen

lat. mūs »Maus«

Die Angst vor Mäusen ist ein Klischee in Karikaturen und komischen Filmen, in denen vermutlich vor allem Männer ihre Ängste vor Frauen sadistisch umkehren. Nach diesem Klischee kreischen Frauen beim Anblick einer Maus und raffen ihre Röcke. Sie scheinen zu fürchten, dass die Maus sich im Verborgenen hocharbeitet. Aber die Musophobie geht vermutlich weit darüber hinaus. Sie wurzelt in Ängsten vor Orientierungs- und Kontrollverlust, da Mäuse sich extrem schnell bewegen können und daher für das menschliche Auge eine unberechenbare Irritation verkörpern.

Mykophobie

Angst vor Pilzen

gr. μύκης (mýkēs) »Pilz«

Pilze sind für die einen eine köstliche Speise, das Fleisch der Armen, für andere aber todbringende Gifte. Neben den gut sichtbaren Pilzen, die gesammelt oder stehen gelassen werden (es gibt in der Tat tödlich giftige darunter), wird in der biologisch aufgeklärten Moderne der früher für harmlos gehaltene Schimmel auf altem Obst oder zu lange offen stehender Marmelade zum Gegenstand von Ängsten, nicht anderes als der grüne, gelbe oder schwärzliche Rasen, der nach einem Wasserschaden in Zimmerecken wuchert. Da solche Pilze in der Tat gesundheitsschädlich sein können, wird man von Mykophobie nur in den Fällen sprechen, in denen auch ohne solche Zeichen, auf bloßen Verdacht hin, Ängste ausbrechen.

Myrmecophobie

Angst vor Ameisen

gr. μύρμηξ (mýrmēx) »Ameise«

Ameisen sind, wie Bienen, einzeln sozusagen banal und allenfalls lästig für den, der sich einem Stich oder Biss nicht entziehen kann. Aber da es sich um Staaten bildende Insekten handelt, die oft in riesigen Massen auftreten, können sie typische Ängste vor Überwältigung und Kontrollverlust auslösen. In alten Häusern, die in freier Natur stehen, siedeln oft Ameisenvölker. Je nach der Myrmecophobie der Bewohner ergibt sich ein tolerantes Miteinander oder ein Feldzug, in dem durch Gift und Feuer unter Umständen mehr Schaden angerichtet wird, als zehn Ameisenvölker es in Jahren tun können. Die Waldameisen, die wir als große Haufen am Rand von Wegen sehen, sind nützliche Tiere, die unter Naturschutz stehen. Während der Kämpfe zwischen Jägern und Wilddieben in den vergangenen Jahrhunderten allerdings wurde die Myrmecophobie ausgenutzt, um Gegner mit dem Gerücht oder gar der Praktik zu schrecken, Gefangene würden auf solchen Ameisenhaufen festgebunden.

Mysophobie

Angst vor Keimen oder Schmutz

gr. μύσος (mýsos) »Befleckung, Besudelung, ekelhafte Erscheinung«

Die Angst, sich »anzustecken«, ist eine Folge der Entdeckungen Pasteurs und Kochs, welche die bis dahin vielfach im Dunkeln tappende Krankheitslehre der Medizin um den Begriff der Infektion ergänzt haben. Dem bloßen Auge unsichtbare Erreger entscheiden, ob ein Mensch krank wird oder gesund bleibt. So will es zumindest die angstgeplagte Fantasie der Mysophobiker, denn in Wahrheit sind viele Krankheitskeime überall vorhanden und so lange harmlos, wie die menschliche Immunabwehr funktioniert. Bricht diese zusammen, wie bei Aids und anderen Immunschwächen, dann können auch sonst völlig harmlose Erreger einen Menschen töten. Die Mysophobie warnt weniger vor wirklichen Gefahren; vielmehr ist das Immunsystem gefordert und wird damit gestärkt. Der Vergleich zwischen Kindern, die auf einem Bauernhof heranwachsen, und Stadtkindern hat übrigens gezeigt, dass die Letzteren deutlich seltener an Allergien leiden.

» Franz Xaver Karl, *Fünf Tage im Juli*

Sie mußte daran denken, daß sie ihn nicht umarmen durfte. Das konnte er nicht leiden, schon seit seiner Pubertät hatte er diese seltsame Abneigung gegen alle Berührungen. Jetzt war der Junge vierundzwanzig. Daß er unbedingt Informatik studieren wollte, dagegen hatte sie nichts. Jeder nach seinen Interessen. Und welche Branche sollte in Zukunft schließlich mehr gefragt sein? Es fiel ihr einfach schwer, mit dem Jungen zu sprechen. Es fiel ihr sogar schwer, den Jungen mit dem Namen in Zusammenhang zu bringen, den sie ihm gegeben hatte. Vincent.

»Soll ich dir einen Tee machen?«

Die Mutterfrage. Die Rolle, in die sie jetzt schlüpfte, sie kam ihr absurd vor. Ein Ritual. Sie mußte lächeln. Der Junge bekam seinen Kräutertee zur Begrüßung. Er war sowenig ein Vincent, wie es überhaupt möglich war. Als sie schwanger geworden war, als fest stand, daß es ein Junge werden würde, war ihr sofort klar, daß er Vincent heißen sollte. Vielleicht, dachte sie jetzt, war das albern, eine alberne Malerinnen-Sentimentalität. Während sie Wasser aufsetzte, den Tee in den Filter gab, eine Tasse bereit stellte, wurde sie von ihrem Jungen belauert. Sie mußte genau beachten, daß sie nicht versehentlich mit einem Finger die Innenseite seiner Tasse berührte. Dann hätte er den Tee nicht trinken können.

Irgend etwas war mit dem Jungen gründlich schief gegangen. Vincent war schon als kleines Schulkind merkwürdig gewesen. Ein despotischer Egomane, wie viele Einzelkinder, die alles hatten und machen durften. Das war nichts Besonderes. Aber Vincent hatte schon als Schulkind eine Reihe auffälliger Ticks entwickelt. Sie mußte ihn bis weit in die Oberstufe des Gymnasiums täglich zur Schule bringen, weil es ihm nicht möglich war, den Schulbus zu benutzen. Das hatte sich schnell herausgestellt. Im Schulbus hatte Vincent so lange die Luft angehalten, bis er ohnmächtig wurde. Nach Tagen der sanften Befragung durch Marie, bei der ihr Junge zunächst verstockt geschwiegen hatte, gab er ein paar Hinweise. Er müsse beim Vorbeifahren an bestimmten Häusern die Luft anhalten, um nicht infiziert zu werden. In den Häusern würden Geisteskranke wohnen oder Menschen mit einem seltsamen Blick, der in ihn eingedrungen wäre, wenn er geatmet hätte. Der Junge hatte schon früh eine ausgesprochene Hypochondrie an den Tag gelegt, eine panische Angst vor Ansteckungen aller Art. Er lebte seit seinem sechsten Lebensjahr praktisch von abgepackten, ihm steril erscheinenden Schokoriegeln und den paar Gerichten, die Marie in der Lage war, zuzubereiten. Außerhalb des Hauses, bei anderen Leuten, in der Schule oder auch bei Verwandten rührte er nichts an. Es hatte ja jahrelang regelmäßig schlimmste Diskussionen mit Martha gegeben deswegen. Für die Oma war es ein Unding, daß der Junge nicht bei ihr essen wollte. Getränke nahm er im Haus seiner Großeltern nur aus einem zuvor eigens von Marie nochmals gespülten Glas entgegen. Martha war nie bereit gewesen, das einzusehen, und bedrängte den Jungen stets mit neuen Essensangeboten. Allerdings hatte Vincent seit zwei Jahren aufgehört, zu seinen Großeltern mitzukommen, wenn Marie an Geburtstagen und zu Weihnachten zu Hause vorbeischaute. Marie fragte sich, was Vincent in der Universitätsstadt, in der er jetzt alleine lebte, zu sich nahm. Aus seinen spärlichen Äußerungen hatte sie erfahren, daß es wohl vorwiegend Thunfisch aus Dosen, Knäckebrot und die ewigen Schokoriegel waren. Was sie noch mehr bedrückte als sein Gebaren beim Essen, war sein Sozialverhalten. Vincent war seit frühester Kindheit ein ausgesprochener Griesgram, der an so gut wie nichts teilhaben konnte. Er konnte sich weder mit anderen freuen, noch schien er das geringste Mitgefühl zu spüren, wenn es anderen schlecht ging. Der Junge schien sich einfach nicht für andere Menschen zu interessieren. Bei seinen Geburtstagen hatte Marie regelmäßig ein paar Mitschüler mit kleinen Geschenken bestochen, damit sie mit ihrem Sohn feierten. Diese Feiern liefen dann in der beklemmenden Atmosphäre bezahlter Freundlichkeit ab, die ihrem, im übrigen hochintelligenten Sohn, natürlich nicht verborgen blieb. Vincent sabotierte seine eigenen Geburtstagsfeste meist mit diktatorischem Spielverhalten. Und er wollte bei allem immer gewinnen und beschuldigte die eingeladenen Jungen des Betruges, wenn er selber einmal verlor.

Jetzt sah Marie dabei zu, wie ihr Sohn seinen Kräutertee so vorsichtig trank, als könnte jeden Moment eine Viper aus den Tiefen der Tasse nach ihm schnappen.

»Wie war denn deine Woche?«

Vincent sah bei der Frage seiner Mutter nicht mal hoch, er hatte nicht den geringsten Ausdruck im Gesicht.

»Das Übliche.«

Sie wollte es sich nicht eingestehen, aber der Junge machte sie aggressiv. Definitiv kein Vincent. Mein Gott. Dieses Zähe, diese Mutlosigkeit, dieses Zaudern, diese ganze Verstocktheit. Woher hatte der Junge das nur?

Mythophobie

Angst vor Mythen

gr. μῦθος (mũthos) »Wort, Rede, Erzählung, Erdichtetes, Legende, Sage«

Die Angst vor Mythen hängt mit einem dogmatischen und oberflächlichen Vernunftglauben zusammen, der kein Gefühl für die Poesie von Gestalten wie dem Einhorn oder dem geflügelten Pferd hat, sondern deren Existenz als »Ammenmärchen« ablehnt. Während zu einer entspannten Wahrnehmung menschlicher Wirklichkeit auch das Verständnis für Bedürfnisse nach Spiel, Fantasie, Fabel und dichterischer Erfindung gehört, ist dogmatische Rationalität eine Schattenseite der Aufklärung. Sie kann zu so paradoxen Ergebnissen führen wie in der Geschichte von dem Fünfjährigen, der von seinen mythophoben Eltern strikt über alle Tatsachen des Sexuallebens aufgeklärt wurde und eines Tages vorwurfsvoll vom Kindergarten nach Hause kommt: »Was habt ihr mir da nur Kompliziertes erzählt! In Wirklichkeit bringt doch der Klapperstorch die Kinder!«

Nekrophobie

Angst vor Toten oder Leichen

gr. νεκρός (nekrós) »tot, verstorben, Toter, Leichnam«

Die Angst vor den Toten hat komplexe Ursachen, die damit zusammenhängen, dass Menschen voneinander sehr abhängig sind und daher der Verlust einer geliebten Person neben Trauer auch Enttäuschung und Wut auslöst. Gegen solche emotionalen Realitäten wendet sich die verbreitete Regel, dass über die Toten möglichst nur Gutes gedacht und gesprochen werden soll. Sie knüpft an den Jenseitsglauben an – bis heute glauben viele Menschen allen wissenschaftlichen Einwänden zum Trotz daran, dass die Toten »irgendwie« weiterleben – und meidet durch solches Wohlverhalten die Rache der Verblichenen, die im magischen Denken schon immer gefürchtet wurde. Angst vor den Toten kann also durch Projektionen eigener Wut verstärkt werden. Wenn die Lebenden erbittert darüber sind, verlassen worden zu sein, sind vielleicht die Toten auch erbittert, weil sie nicht mehr am Leben teilhaben?

Neopharmaphobie

Angst vor neuen Medikamenten

gr. νέος (néos) »neu, jung«,
gr. φάρμακον (phármakon) »Heilmittel, Gift«

Die Angst vor Veränderungen und vor allem Neuen wurde schon erwähnt. Sie ist in den Fällen einer Neopharmaphobie speziell auf einen Lebensbereich bezogen, in dem Menschen ohnehin besonders zu Ängsten neigen: auf Erkrankungen. Wer durch ein vertrautes Mittel Linderung erfährt, wird einem neuen Mittel oft auch dann misstrauen, wenn sein Arzt behauptet, es sei besser verträglich und wirksamer. Und wenn er das neue Mittel probiert, kann es auch sein, dass er recht behält, denn ein mächtiger Teil in der Wirkung aller Arzneimittel beruht auf dem Placeboeffekt.

Ein Pharmakologe, der die Wirksamkeit eines neuen Mittels beweisen will, erwirbt sich wissenschaftliche Glaubwürdigkeit dadurch, dass er den Placeboeffekt durch den doppelten Blindversuch ausschließt. Weder Arzt noch Patient wissen, ob sie eine wirksame Substanz oder einen nach pharmakologischem Wissen unwirksamen Stoff, beispielsweise Milchzucker, erhalten. Wer in der Pharmakologie auf diese Weise den Placeboeffekt zu eliminieren glaubt, erwirbt sich Verdienst, Anerkennung und Karriere.

In einem solchen System wird übersehen, dass Arzt wie Patienten gezwungen sind, wesentliche Einbußen hinzunehmen. Ein Arzt, der von einem Mittel, das er dem Leidenden gibt, überzeugt ist, gibt diesem viel mehr als einen chemischen Stoff. Indem die Versuchsanordnung den Arzt und (wenn dieser ethisch korrekt vorgeht) auch den Patienten systematisch der Unsicherheit des Experiments ausliefert, produziert sie eine ungünstige seelische Situation. Ärzte, die solche Versuchsanordnungen entwerfen und in ihnen, da gedankenlos, auch gut funktionieren, haben wesentliche Qualitäten ihres Handelns verloren.

Bei Kopfschmerzen helfen nach Untersuchungen von Arthur Jores in sechzig Prozent der Fälle Placebos. Schlaflosigkeit lässt sich nach einem Versuch von Günter Clauser in neunundvierzig Prozent durch weiße Tabletten, in neunundsechzig Prozent durch einen bitteren, roten Trunk und in einundachtzig Prozent durch farbenprächtige Gelatinekapseln beheben. (Aus: W. Schmidbauer, *Warum der Mensch sich Gott erschuf*, Stuttgart 2007)

Nephophobie

Angst vor Wolken

gr. νέφος (néphos) »Wolke«

Die Angst vor Wolken beherrscht vor allem den Wanderer im Hochgebirge, wo ein Wetterumschwung plötzlich alle Wege in dichtem Nebel verschwinden lassen kann. In milderen Formen kennen wir sie an immer noch leicht frostigen Frühlingstagen, wo wir im Freien auf die Wärme der Sonnenstrahlen angewiesen sind und ängstlich in den Aprilhimmel blicken, ob die Wolke, welche uns frösteln lässt, bald vorüber gezogen ist. In der biblischen Mythologie tritt Gott als Wolke auf; wer sich diese Textstellen zu Herzen nimmt, hat Grund, hinter Wolken einen strafenden Gott zu fürchten.

Nosokomephobie

Angst vor Krankenhäusern

gr. νοσοκομεῖον (nosokomeĩon) »Krankenhaus«

Mit der Angst vor Ärzten verwandt. Vor allem Kinder erleben das Krankenhaus nicht als Ort, wo sie Hilfe gegen ihre Leiden finden, sondern als die Stätte, an der ihnen Schmerzen zugefügt wurden. Sie wollen diese also unbedingt meiden, geraten in Panik, wenn ein Klinikaufenthalt notwendig wird, und benötigen verständnisvolle Zuwendung, um die Nosokomephobie zu überwinden. Aber auch Erwachsene zögern oft einen Klinikaufenthalt hinaus und ertragen lieber ihre Symptome, als sich einer Einrichtung anzuvertrauen, aus der sie nicht mehr lebend zu entkommen fürchten.

Nosophobie

Angst, krank zu werden

gr. νόσος (nósos) »Krankheit«

[Pathophobie, gr. πάθος (páthos) »Leid, Unglück, Missgeschick, Schmerz«]

»Gesundheit ist nicht alles, aber ohne Gesundheit ist alles nichts!« Solche Merksätze zeigen, wie sehr die Angst vor Krankheiten unsere Psyche beherrscht. Krankheit steht für Schmerz, aber auch für Hilflosigkeit, für Abhängigkeit von anderen Personen, für Einbußen an Geltung und Selbstwert. Die Nosophobie hat eine paradoxe Qualität, weil sie uns in ihren extremen Formen nicht durch Vorsicht vor Krankheiten schützt, sondern selbst eine wird bzw. vermeintlichen Hilfsmitteln den Weg bahnt. Denn starke Angst ist ein Krankheitszustand, gegen den oft ungeeignete Mittel (wie Alkohol oder Drogen) eingesetzt werden, die zu schädlichen Folgen führen. In anderen Fällen, etwa bei Stottern, Atemnot, Impotenz, Durchfall oder Blasenschmerzen, stört Angst nervöse Abläufe und führt auf diesem Weg zu neuen Symptomen.

Die Angst vor Krankheiten ist aber auch trivial; fast alle Menschen sind lieber gesund als krank und haben in ihrer Umwelt schon einmal beobachtet, wie leidvoll Erkrankungen verlaufen können. Eine übersteigerte, hypochondrische Nosophobie kann unbewusste Wünsche signalisieren, krank zu werden, denn die Krankenrolle sichert Aufmerksamkeit und Schonung.

Nostophobie

Angst heimzukehren

gr. νόστος (nóstos) »Heimkehr, Rückkehr«

Die Heimkehr von einer langen Reise, vor allem aber von unkontrollierbaren oder beschämenden Aufenthalten (einer Gefängnisstrafe, Kriegsgefangenschaft), wird nicht nur ersehnt, sondern oft mit starker Angst erlebt. Was hat sich inzwischen verändert? Werde ich willkommen sein? Muss ich Beschämung oder Schuldzuweisung fürchten?

Novercaphobie

Angst vor der Stiefmutter

lat. noverca »Stiefmutter«

Die »böse Mutter« ist ein Aspekt im kindlichen Unbewussten, auch wenn das Kind eine vorwiegend oder nach Winnicott »genügend gute« Mutter hat. Ein kleines Kind kann nicht erkennen, dass die mütterliche Fürsorge Grenzen hat; es erlebt die Mutter als »böse«, wenn diese nur ohnmächtig ist und dem Kind beispielsweise einen Schmerz nicht wegzaubern kann. Erst im reiferen Alter kann das Kind diese beiden Aspekte der Mutter miteinander verbinden und fühlt sich nicht einer bösen Mutter ausgeliefert, für die in vielen Märchen die »böse Stiefmutter«, in Anekdoten auch die »böse Schwiegermutter« steht. Die Angst vor solchen Personen hängt mit dem Bedürfnis seelisch verletzter Erwachsener zusammen, eine mütterliche Person zu finden, die ihnen vollständig, ganz ohne eigene Bedürfnisse zugewandt ist. Da solche Personen in der Realität nicht zu haben sind, werden solche »Stiefmütter« schließlich dämonisiert und gefürchtet.

Nyctohylophobie

Angst vor dunklen Wäldern

gr. νύξ (nýx) »Nacht«, gr. ὕλη (hýlē) »Wald, Holz, Rohstoff, Materie«

Im nächtlichen Wald steigert sich die Nyctophobie, einmal weil auch das Licht des Mondes und der Sterne von den Baumkronen verschluckt wird, zum zweiten, weil der Wald auch tagsüber ein verwunschener und unheimlicher Ort ist, an dem der Mensch sind angesichts der Übermacht der Bäume klein fühlt – vor allem wenn es sich um einen alten, wilden Urwald handelt und nicht um den in Reih und Glied der Zelluloseindustrie entgegenmarschierenden Forst.

Nyctophobie

Angst vor der Nacht

gr. νύξ (nýx) »Nacht«
[Noctiphobie, lat. nox »Nacht«]

Die Angst vor der Nacht hängt mit dem Kontrollverlust zusammen, den ein Augentier in der Dunkelheit erleidet. Daher sucht der Mensch am Abend eine Herberge, einen geschlossenen Raum, in dem er Licht machen, ein Feuer entzünden kann, um Kälte und Dunkelheit zu vertreiben. Zur Nachtangst gehört die Fantasie von Feinden, die solche Behelfe nicht nötig haben, weil sie sich ihren Weg ertasten oder ihn mit Hilfe des Geruchs finden. Die Sage vom Vampir, der mit den unheimlichen Orientierungskünsten der Fledermaus ausgerüstet ist, Blut saugt, aber im Sonnenlicht verbrennt, bringt menschliche Nacht- und Totenängste auf einen gemeinsamen Nenner.

Obesophobie

Angst vor Gewichtszunahme

lat. obēsus »fett, wohlgenährt«

Wer ein üppiges Abendessen mit einigen Gläsern Bier oder Wein genossen hat, wird am nächsten Morgen beim Tritt auf die Waage erbittert feststellen, dass die Skala ein Kilo mehr anzeigt. Wer Askese mit einer Obesophobie kombinieren kann, wird nur Salat gegessen und Mineralwasser getrunken haben; wem hingegen diese Phobie fremd ist, wird einfach vergessen, sich zu wiegen und nach einigen Monaten eine bequemere Hose kaufen, weil die alte ihn aus unerfindlichen Gründen zwickt.

Ochlophobie

Angst vor Menschenmengen

gr. ὄχλος (óchlos) »Menschenmenge, Belästigung«

Wahrscheinlich bewegt sich jeder Mensch in Menschenmengen mit einem etwas höheren Niveau seelischer Spannung. Wir müssen hier bedenken, dass dieses Phänomen sehr neu ist, weil wir während neunundneunzig Prozent unserer Entwicklungsgeschichte an einen anderen Zustand gewöhnt waren: dem Leben in kleinen Gruppen, wo jeder jeden kennt. Daher verwundert es nicht, dass seelisch weniger belastbare, von Ängsten oder Depressionen geplagte Personen sich in Menschenmengen extrem unwohl fühlen und diese nach Kräften meiden. Fremde Menschen regen uns auf, wir können sie nicht alle kennenlernen und spüren doch den Impuls, es irgendwie zu tun. Wir müssen aggressive und sexuelle Triebwünsche neutralisieren, um nicht aufzufallen; das kostet Kraft. Nur wenn die Menge ein gemeinsames Ziel oder einen gemeinsamen Führer hat (wie beim Rockkonzert, bei der Papstmesse, im

Fußballstadion), kann diese Entfremdung in eine Begeisterung kippen, die freilich Angstkranke womöglich noch mehr bedroht, wenn sie fürchten, ganz in der Menge aufzugehen (siehe auch Demophobie).

Ochophobie

Angst vor Fahrzeugen

gr. ὄχος (óchos) »Fahrzeug, Wagen«

Die Angst vor Fahrzeugen kann damit zusammenhängen, dass Geschwindigkeit als bedrohlich erlebt wird. Wer stundenlang im Auto oder im Zug reist, hat oft das Empfinden, dass er viel und doch nichts wahrgenommen hat: Die Eindrücke ziehen so schnell vorbei, dass keiner haften bleibt. In einer Fabel wird das mit dem Verlust der »Seele« verbunden: Ein Indianer, der mit dem Ethnologen ins Ausland geflogen ist, sitzt auf dem Flugplatz regungslos da, weil er wartet, bis seine Seele nachgekommen ist.

Oenophobie

Angst vor Wein

gr. οἶνος (oĩnos) »Wein«

Die Angst vor (speziellen) alkoholischen Getränken entsteht oft durch beschämende oder schmerzliche Erfahrungen: Da Alkohol das Brechzentrum im Gehirn stimuliert, verknüpfen sensible Konsumenten Geruch und Geschmack des Getränks mit Übelkeit und meiden dieses in Zukunft. Ein in dieser Weise erregbares und fürsorgliches Brechzentrum schützt somit vor Alkoholismus, lässt aber auch vernünftigen Genuss nicht mehr zu, solange die entstandene Phobie nicht überwunden wird. Das gelingt durch schrittweise Übung am besten: Wenn die Betroffenen oft genug erlebt haben, dass ihnen kleine Mengen Wein nicht schaden und nicht mehr zu Übelkeit führen, bahnen sich gewissermaßen neue Verknüpfungen in ihrem Nervensystem, und sie können die Grenze zwischen Genuss und Schaden wieder frei bestimmen.

Oikophobie

Angst vor dem Zuhause

gr. οἶκος (oĩkos) »Haus, Wohnhaus, Hausstand«

Die Angst vor dem eigenen Zuhause bzw. vor der Rückkehr in die Heimat (Nostophobie) hängt damit zusammen, dass Heim und Familie in der Regel ambivalent erlebt werden – als Ort der Geborgenheit, nach der wir uns sehnen, und als Ort sozialer Kontrolle, die wir vermeiden wollen und fürchten. Bei der Oikophobie überwiegt die zweite Komponente: Die Betroffenen kommen so spät wie möglich nach Hause und fühlen sich erschöpft, sobald sie die Umrisse ihres Heims aus der Ferne erkennen. Eine Oikophobie entsteht oft, wenn ein Paar von den gemeinsamen Aufgaben überfordert ist und der heimkehrende Partner fürchtet, jetzt von einer Fülle von Aufgaben angefallen, nicht aber liebevoll begrüßt zu werden.

Olfaktophobie

Angst vor Gerüchen

lat. olfactus »das Riechen, der Geruchssinn«

Die Angst vor Gerüchen entspringt einem Schutzmechanismus, der ursprünglich dazu diente, den Menschen vor Nahrungsmitteln zu bewahren, die er einmal nicht vertragen hat. Wie im Stichwort Oenophobie beschrieben, prägen sich nach Übelkeit und Erbrechen Gerüche tief ein.

Dieser Lernprozess führt dazu, dass entsprechend »gefährliche« Lebensmittel künftig gemieden werden. Ähnliche Verknüpfungen können auch auf anderen Wegen entstehen. Wer beispielsweise einmal einen Asthmaanfall zufällig zeitgleich mit dem Geruch eines bestimmten Parfums erlebte, kann dieses in Zukunft so sehr mit Angst besetzen, dass er tatsächlich wieder einen Anfall erleidet, wenn ihm der betreffende Duft in die Nase steigt.

Ommatophobie

Angst vor Augen, Blicken

gr. ὄμμα (ómma) »Auge, Blick, Augenblick«

Die Angst vor Augen hängt in der Regel mit dem uralten Aberglauben an den »bösen Blick« (*malocchio* oder *jettatura*) zusammen, der im ganzen Mittelmeerraum und auch in Asien verbreitet ist, vor allem aber in Süditalien zum allgemeinen Kulturgut gehört; von dort kommen auch die Ausdrücke *malocchio* (wörtlich »böses Auge«) und *jettatura* (wörtlich »Werfung«). Demnach verfügen bestimmte Menschen über die Fähigkeit, andere allein durch Blicke zu verhexen; diese werden dann krank, haben Unfälle, verlieren ihr Vermögen. Als Gegenzauber wirken entweder Spiegel (welche den bösen Blick zurückwerfen), Glocken und Schellen (welche den Blicker ablenken) oder Augen- und Penissymbole, welche den bösen Blicker verwirren. Deshalb hängen die als eben solche Penissymbole gemeinten roten Paprikaschoten in neapolitanischen Taxis.

Oneirophobie

Angst vor Träumen

gr. ὄνειρος (óneiros) »Traum, Traumbild«

Träume stehen für etwas, was eine Person nicht kontrollieren kann. Das erfreut kreative Menschen, welche sich für das freie Spiel der Fantasie begeistern und sich klar darüber sind, dass zwischen dem Traum und der Realität die Entscheidung steht, was von unseren Gedanken und Wünschen wir verwirklichen wollen und was nicht. Zwanghafte und traumatisierte Personen hingegen fürchten sich vor allem, was sie nicht kontrollieren können. Was sie denken und tun, vermögen sie so einzurichten, dass sie nur dorthin geraten, wohin sie wollen. Aber im Traum schwindet diese Möglichkeit. Daher jagen ihnen Träume Furcht ein, würden sie am liebsten traumlos schlafen, behaupten manchmal auch, sie würden niemals träumen, was im Grunde heißt: sich nie an einen Traum erinnern, weil sie diese Hirngespinste so schnell wie möglich auslöschen wollen.

Wer nun entweder keusch sein oder seine Sexualität auf eine in seinen Augen »normale« Befriedigung einengen möchte, kann seine bewussten Gedanken und seine Taten entsprechend einschränken, nicht aber seine Träume. Vielleicht führen seine bewussten Verbote sogar dazu, dass das Unbewusste Ersatz schafft und ihm besonders viele jener »feuchten Träume« beschert, in denen sexuelle Fantasien sich nachts so anschaulich illustrieren, dass die körperlichen Begleiterscheinungen sexueller Erregung nicht ausbleiben.

Da es schwer ist, Träumen zu entkommen, würde der Psychotherapeut für eine freundlichere Moral plädieren und empfehlen, künftig Fantasie und Traum freizugeben. Es genügt für ein ethisch hochstehendes Verhalten, Verbote erst dort gelten zu lassen, wo tatsächlich etwas getan wird.

Onomatophobie

Angst vor Namen

gr. ὄνομα (ónoma) »Name, Benennung, Ruf«

Ein anschauliches Beispiel der Onomatophobie wird in dem Märchen vom Rumpelstilzchen erzählt: Dieser mächtige und böse Geist verliert in dem Augenblick seine Macht, indem er beim Namen genannt wird. Im magischen Denken, in dem Bezeichnung und Gegenstand nicht scharf unterschieden werden, ist der Name sozusagen ein Werkzeug, sich des Benannten zu bemächtigen. Daher verraten in manchen Mythen Dämonen ihren Namen nicht, weil sie sonst fürchten, von einem Zauberer beherrscht zu werden. Umgekehrt gibt es Namen, die so mächtig sind, dass niemand wagen darf, sie auszusprechen.

Ophidiophobie

Angst vor Schlangen

gr. ὄψις (ópsis) »Schlange«

[Herpetophobie, Angst vor Kriechtieren,
gr. ἑρπετόν (herpetón) »kriechendes Tier«]

Die Angst vor Schlangen ist verbreitet und in gewissen Grenzen vernünftig, denn Schlangen können giftig und damit lebensgefährlich sein. Diese Vorsicht rechtfertigt allerdings nicht, angesichts einer Blindschleiche den begonnenen Waldspaziergang sogleich abzubrechen. Schlangenängste haben oft eine symbolische Komponente: Die Schlange steht für Sexualität, für heimliche Wünsche, für unheimliche Überraschungen und für verborgene, »giftige« Aggressionen.

Ophthalmophobie

Angst, angestarrt zu werden

gr. ὀφθαλμός (ophthalmós) »Auge«

Die Angst, angestarrt zu werden, hängt mit der Angst vor dem (»bösen«) Blick zusammen (siehe Ommatophobie). In streitbaren und rachsüchtigen Zeiten, als beispielsweise in Offizierskreisen das Duell ein anerkanntes Mittel war, sich so recht männlich zur Geltung zu bringen, genügte ein »Sie haben mich fixiert!«, um sich mit Säbeln oder Pistolen zu traktieren. Der Europäer, der es gewohnt ist, interessante Gesichter neugierig zu betrachten, wird den Wutausbruch eines Schwarzen, den er in einem Aufzug in New York kritisch beäugt, zunächst nicht verstehen. Wenn er dann nachforscht, wird er bemerken, dass sich interkulturelles Taktgefühl darin ausdrücken kann, jemanden höchstens aus den Augenwinkeln zu betrachten und ihn nicht anzustarren, was auch von sensiblen oder gestressten Personen leicht als bedrohlich, feindlich oder abschätzig erlebt wird. Es mag möglich sein, in Blicken etwas zu lesen; öfter aber wird etwas in sie hineingelesen, vor allem von (einseitig) Verliebten.

Opiophobie

Angst vor Opioiden

gr. ὀπός (opós) »(Pflanzen-)Saft«

Die moderne Medizin verfügt mit den als Opioiden bezeichneten Opiumabkömmlingen über wirksame Schmerzmittel. Und doch klagen die Ärzte ebenso oft darüber, dass

Patienten ihre Schmerzen vertuschen und versuchen, sich einer ausreichend schmerzlindernden Medikation zu entziehen, wie sie umgekehrt Abhängigkeit und Missbrauch von Opiaten fürchten. Das liegt daran, dass ängstliche und von einer Verpflichtung zur Selbstdisziplin geprägte Patienten überzeugt sind, es sei »gut«, Schmerzen zu ertragen, und »böse«, sie sich durch Medikamente nehmen zu lassen. Sie fürchten sich, abhängig zu werden und wollen das vermeiden. Vernünftig ist es, angesichts solcher Fragen nicht das eigene Urteil für gültig zu halten, sondern sich an einen vertrauenswürdigen Arzt zu halten, der die entsprechenden Risiken abschätzen kann.

Optophobie

Angst, die Augen zu öffnen

gr. ὀπτικός (optikós) »das Sehen betreffend«

Dem Vogel Strauß wird nachgesagt, dass er einer Gefahr zu entgehen hofft, indem er den Kopf in den Sand steckt. Dem wehrlosen Tier wird hier etwas unterstellt, was tatsächlich nur der Mensch praktiziert. Erinnern wir uns an die menschliche Fähigkeit, lang bekannte und gut berechenbare Gefahren in jäh hereinbrechende »Krisen« umzudeuten (Rentenkrise, Ölkrise, Klimakrise). »Wenn ich die Augen geschlossen halte, ist das Gespenst nicht da!«, sagt sich das Kind. Im übertragenen Sinn schützt uns die Optophobie davor, etwas zu sehen, was uns weniger belastet, wenn wir es ignorieren. Aus diesem Grund erfährt häufig ein Kranker oder ein betrogener Ehepartner als Letzter von seinem wahren Zustand.

Ornithophobie

Angst vor Vögeln

gr. ὄρνις (órnis) »Vogel«

In seinem Film *Die Vögel* nach einer Erzählung von Daphne du Maurier spielt Alfred Hitchcock mit der Angst vor einer Rebellion der Vögel gegen den Menschen. Die entsprechenden Ängste hängen mit der großen Geschwindigkeit und der von vielen Menschen beneideten Flugfähigkeit der Vögel zusammen, die dadurch zu einem unkontrollierbaren, aus diesem Grund auch Angst einflößenden Teil der Umwelt werden. Tatsächliche Angriffe von Vögeln auf Menschen sind sehr selten, obwohl in letzter Zeit öfter Jogger von Krähen attackiert wurden und mit blutenden Kopfwunden ärztliche Hilfe suchten. In manchen Fällen einer Ornithophobie kann auch eine Verschiebung eine Rolle spielen; »Vogel« und »Vögeln« sind verbreitete Chiffren für das männliche Sexualorgan und den Geschlechtsverkehr.

Orthophobie

Angst vor Eigentum

gr. ὀρθός (orthós) »recht, richtig, aufrecht«

Die Angst, »im Recht zu sein«, somit auch rechtmäßiger Besitzer einer Sache oder im übertragenen Sinn eines Menschen zu sein (beispielsweise nach einer Eheschließung), kann bei den Orthophobikern dazu führen, dass sie in einen Zustand der Depression geraten und sich des Erreichten nicht freuen können, sobald sie seiner sicher sind. Diese scheinbar paradoxe Reaktion führte Freud auf unbewusste Schuldgefühle und Strafbedürfnisse zurück; er sprach von Menschen, »die am Erfolg scheitern«. Ein weiterer Faktor ist der gerade für das Selbstgefühl wesentliche Verlust der Qualität des Eroberns: Wer etwas hat, kann es verlieren; wer aber etwas (noch) nicht hat, kann hoffen, es zu erreichen. Aus diesem Grund verlieren narzisstisch gestörte Männer wie der Don Giovanni der Oper schlagartig das Interesse an einer Beziehung, wenn sie die Partnerin erobert haben: Sie geben etwas auf, bevor sie es verlieren könnten, und suchen die nächste Herausforderung.

Ostrakonophobie

Angst vor Schalentieren

gr. ὄστρακον (óstrakon) »die Schale von Muscheln, Schnecken, Schildkröten; Tonscherbe«

Wegen ihres hohen Eiweißgehalts gelten Krustentiere (Austern, Krebse) als besonders hochwertiges, die Liebeskraft steigerndes Nahrungsmittel. Aber sie sind auch schwer verdaulich, verderben leicht und haben die angesichts der Umweltverschmutzung sehr unangenehme Eigenschaft, Giftstoffe aus dem Wasser zu filtern und sie in ihrem Fleisch zu speichern. Aus diesen Gründen wird den Konsumenten von Schalentieren manchmal nach dem Genuss so übel, dass sie eine Ostrakonophobie entwickeln. Unbewusste Sexualfeindschaft mag hier ebenfalls eine Rolle spielen, die sich nur im Einzelfall aufklären lässt.

Paediophobie

Angst vor Puppen

gr. παιδιά (paidiá) »Kinderspiel, Spiel, Scherz«

Die Angst vor einer zu großen Ähnlichkeit zwischen einer Person und einem Ding hat magische Wurzeln: Wer eine Puppe verletzt, in die ein Haar oder ein Schnipsel eines

Fingernagels eingearbeitet sind, verletzt den Träger selbst. Bilder und Abgebildete sind verbunden; was dem einen geschieht, geschieht auch dem anderen; die schöne Tänzerin, in die sich der Träumer verliebt, ist eine Puppe, er hat etwas Totes geküsst.

Pädophobie

Angst vor Kindern

gr. παῖς (paĩs) »Kind«

Für Menschen, welche sich vom Jenseitsglauben verabschiedet haben, sind Kinder die einzige Möglichkeit, sich einen Teil der Sehnsucht nach Unsterblichkeit zu erfüllen, die schon der antike Philosoph Platon als Motiv unserer Existenz beschrieb. Entsprechend paradox mutet die Pädophobie an. Sie wurzelt oft in einer unglücklichen Kindheit, welche die Betroffenen keinem eigenen Kind zumuten wollen, oder in der Bindungsangst – ein Kind bedeutet gerade für pflichtbewusste Personen eine Beziehung, die nicht mehr aufgelöst werden kann. In ausgeprägten Fällen kann Pädophobie dazu führen, dass sich Männer oder Frauen früh operativ sterilisieren lassen, um ganz sicherzugehen. Das kann später zu Problemen führen, wenn die Pädophobie in einer tragfähigen Beziehung angesichts des Kinderwunsches eines geliebten Partners seelisch überwunden ist, die körperlichen Hindernisse aber fortbestehen.

Panophobie

Angst vor allem

gr. πᾶν (pãn) »alles, ganz«

Man kann die Entstehung dieser vagen Diagnose aus einem Dialog in einer psychotherapeutischen Praxis ableiten:

»Ich habe Angst, fürchterliche Angst!« – »Wovor fürchten Sie sich denn?« – »Vor allem!« Das wäre dann eine Panophobie, aber mit diesem Wort ist nicht viel gewonnen; es ist eher zu vermuten, dass die allzu dreist fordernde Frage des Experten den Kranken eingeschüchtert hat und er daher, trotzig geworden, nicht mehr die Geschichte seiner Angst erzählt, sondern diese Angst auch gegen die neugierigen Fragen seines Gegenüber richtet.

Papaphobie

Angst vor dem Papst

lat. papa »Vater, Papst«

Die Angst vor dem Heiligen Vater war zu Zeiten der Borgia (im 16. Jahrhundert) wohlbegründet, als Kirchenfürsten noch reichen Kardinälen Gift in die Speisen mischten, um sie zu beerben, und als Ketzer von der Inquisition auf den Scheiterhaufen gebracht wurden. Angesichts des lange etablierten Verzichts der Päpste auf solche Machtmittel dürfte es sich bei der Papaphobie eher um eine Verschiebung handeln. Über-Ich- und Elternängste werden auf diese, von einer großen Glaubensgemeinschaft mit dem Nimbus der Unfehlbarkeit ausgerüstete und daher übermenschlich auftretende Autorität projiziert.

Papyrophobie

Angst vor Papier

gr. πάπυρος (pápyros) »Papierstaude, Bänder, Leinwand, Schreibpapier«

Wenn ein Student angesichts eines leeren Blattes Papier eine Panikattacke erleidet, wird er Mühe haben, eine Klausurarbeit zu schreiben. Wir können dann annehmen, dass seine Papyrophobie eine auf die weiße Papierfläche übertragene Examens- oder Schwellenangst ist. Diese Angst hängt stark mit einem übermäßigen Anspruch an das Geschriebene zusammen; sie ist daher eine klassische Angst des Schriftstellers, der oft gut dran tut, einfach anzufangen und im Zweifelsfall die erste Seite wieder zu entsorgen. So wie H. M. Enzensberger sagt: »Mein wichtigstes Arbeitsinstrument ist der Papierkorb.«

Paralipophobie

Angst, seine Pflicht oder Verantwortung zu vernachlässigen

gr. παραλείπειν (paraleípein) »auslassen, unterlassen«

Die Angst, eine Pflicht zu versäumen, einen Fehler zu machen, einen Termin zu verschusseln, gehört in milder Form zu den Wächtern über ein korrektes, professionelles Verhalten. Wenn sie sich so steigert, dass die Betroffenen unter ihr leiden und sich ernstlich behindert fühlen, ist die wahrscheinlichste Ursache ein auf die angstbesetzte Tätigkeit gerichteter *Burn-out*. Wer nicht mehr gerne arbeitet, keinen Sinn in seiner Tätigkeit sieht, sie lustlos ausübt und doch Sanktionen für Fehler fürchten muss, brennt in seiner Motivation schnell aus. Er vergeudet viel Energie mit einer zwanghaften, doppelten und dreifachen Kontrolle, um jene Fehler zu verhindern, die er unbewusst zu begehen wünscht. Wer mit unterdrücktem Ärger Geschirr spült, wird Teller zerbrechen oder es sehr langsam tun müssen, um genau das zu vermeiden.

Paraphobie

Angst vor sexueller Perversion

gr. παρά (pará) »entlang, neben, bei, über ... hinaus, gegen«

Die am weitesten verbreitete und sozial besonders folgenschwere Paraphobie ist die Angst vor Homosexualität (Homophobie), da sie zur Diskriminierung einer großen Bevölkerungsgruppe beitragen kann. Unter aufgeklärten Menschen ist es ausgemacht, dass sich kein Mensch seiner sexuellen Praktiken schämen oder für sie schuldig fühlen muss, solange sie auf dem freien Konsens Erwachsener beruhen und keinem der Beteiligten seelisch oder körperlich schaden. Aber es gibt viele sexualfeindliche oder sexualnormierende Traditionen, welche der erotischen Lust die spielerischen, kontaktstiftenden Qualitäten absprechen und sie auf die Fortpflanzungsfunktion reduzieren wollen. Wenn Kindern solche Traditionen mit den entsprechenden Affekttönungen von Abscheu und Scham erklärt werden, führt das zu Ängsten, dass erotische Fantasien und Wünsche »böse« sind und gemieden werden müssen.

Parasitophobie

Angst vor Parasiten

gr. παράσιτος (parásitos) »mitspeisend, Schmarotzer«

Die Angst vor Parasiten kann auf unangenehmen Erfahrungen beruhen, aber auch auf der Verschiebung von aggressiven Spannungen nach außen. Das drückt sich in der uralten Verknüpfung zwischen Ungeziefer und dem Teufel aus, der geradezu als »Herr der Fliegen« gilt. Besonders schwer zu behandeln sind Fälle, in denen körperliche Missempfindungen durch einen Parasiten erklärt werden, den die medizinische Forschung noch gar nicht entdeckt hat. In diesen Fällen einer Parasitophobie reisen die Betroffenen mit dicken Aktenordnern, die mikroskopierte Bilder von Hautabschilferungen oder Blutbestandteilen enthalten, von einer medizinischen Koryphäe zur nächsten und suchen Verständnis für eine Erkrankung, die auch als Dermatozooenwahn beschrieben wird (Dermatozooen sind winzige Lebensformen, die sich auf der menschlichen Haut befinden).

Parthenophobie

Angst vor Jungfrauen oder jungen Frauen

gr. παρθένος (parthénos) »Jungfrau, Mädchen«

Freud erklärt die Angst vor der jungfräulichen Frau damit, dass diese gegen den Mann, der ihr die Jungfernschaft raubt, Aggressionen entwickelt. Im Volksglauben ist eine Tradition des »Jungferngifts« nachweisbar, welche den Vorwitzigen bedroht, der ohne besondere Vorkehrung (wie die Einsegnung bei der Eheschließung) mit einer Jungfrau Verkehr hat. Manche Frauen, die sich vor einem schmerzhaften ersten Koitus fürchten, lassen sich operativ entjungfern; umgekehrt gibt es auch die chirurgische Wiederherstellung einer verlorenen Jungfernschaft, welche in Ländern praktiziert wird, in denen Bräute jungfräulich sein müssen und die Hochzeitsnacht jedenfalls nicht ohne ein Fläschchen rote Farbe beginnt. Eine ausgeprägte Parthenophobie kann bei Männern auftreten, welchen von ihren Müttern negative Einstellungen gegen einen sexuell fordernden Vater vermittelt wurden. Sie fürchten sich, etwas zu tun, was auch nur im Entferntesten einer Aggression gegen eine Frau ähnelt.

Pathophobie

Angst vor Krankheit(en)

gr. πάθος (páthos) »Leid, Unglück, Missgeschick, Schmerz«

Die Angst vor Krankheiten ist einerseits trivial; fast alle Menschen sind lieber gesund als krank und haben schon einmal beobachtet, wie leidvoll Erkrankungen verlaufen können. Auf der anderen Seite kann eine übersteigerte, hypochondrische Pathophobie auch unbewusste Wünsche signalisieren, krank zu werden. Die Rolle des Kranken sichert Aufmerksamkeit, Schonung und manchmal auch wirtschaftliche Vorteile.

Patroiophobie

Angst vor dem Erbe

gr. πατρώιος (patrṓios) »dem Vater gehörig, vom Vater ererbt«

Wir wünschen uns ein selbstbestimmtes Leben, müssen aber fürchten, in vielfältiger Weise von außen beeinflusst zu werden. Einer dieser Einflüsse ist unser genetisches Erbe, das uns die DNS unserer Eltern weitergibt, ein zweiter das materielle Erbe, welches wir antreten oder ausschlagen müssen, was oft eine schwerwiegende und angstbesetzte Entscheidung ist. Habe ich die Krankheiten meiner Mutter, meines Vaters »geerbt«? Soll ich den elterlichen Betrieb übernehmen oder beruflich eigene Wege gehen?

Franziska zu Reventlow, *Der Geldkomplex* »

Meine liebe Maria!

Aus einem eindringlichen Brief von B., der mir durch das Konsulat nachgeschickt wurde, sehe ich, daß man sich um meinen Verbleib beunruhigt ...

Es nahm sich vielleicht nicht gerade freundschaftlich aus, daß ich so spurlos verschollen bin und auf nichts mehr antwortete (hab noch nachträglich vielen Dank für Deine verschiedenen Briefe) – aber glaube mir, es geschah zum Teil aus zarter Rücksicht. Erwarte nur ja nicht, daß die hiermit wieder eröffnete Korrespondenz von allzu erfreulichen Tatsachen handeln wird.

B. meint, und Ihr anderen am Ende auch, ich hätte längst die berühmte Erbschaft angetreten und damit das Weite gesucht. Nein, das stimmt nicht, der alte Herr ist ja noch nicht einmal tot. Aber jedenfalls kann es nicht lange mehr dauern, und das ist einer von den Gründen, weshalb ich hier bin – bitte, erschrick nicht – in einer Nervenheilanstalt, oder sagen wir lieber Sanatorium, das klingt immerhin noch etwas milder.

Sanatorium – ich seh Dich und mit Dir alle die anderen verständnislos den Kopf schütteln. Ich bin auch nicht nervenkrank, nicht einmal besonders nervös, ich habe nur einen »Geldkomplex«.

Ich hoffe zu Gott, Du weißt, was ein Komplex in diesem, nämlich im pathologischen, Sinne bedeutet? Etwa so: verdrängte, nicht ausgelebte Gefühle, Triebe und dergleichen, die sich, ich glaube, im Unterbewußtsein zusammenballen und einem seelische Beschwerden verursachen. Es handelt sich da um irgendeine neue Nervenheilmethode, die man Psychoanalyse nennt. Erfunden hat sie der bekannte Professor Freud in Wien – dies nur, damit Du verstehst, weshalb ihre Anhänger »Freudianer« heißen. Man möchte sonst glauben, es bedeutet irgend etwas besonders Lustiges oder gar Zweifelhaftes.

Aber es gibt eine Menge Leute, die Dir das besser auseinandersetzen können als ich, und ich rate Dir, Dich lieber an diese zu wenden. Ich selbst hatte auch bisher von diesen Geschichten keine Ahnung und würde mich absolut nicht dafür interessieren – wenn nicht ein »Freudianer« meinen Geldkomplex entdeckt hätte.

Es gibt gewiß nichts Faderes, als seine eigene Leidensgeschichte zu erzählen, und ich erzähle im ganzen lieber Freudengeschichten. Die Nervenheilanstalt hat aber sicher in Euren Augen etwas so Blamables, daß ich mich doch rechtfertigen und Dir den trüben Hergang näher erzählen möchte. Du mußt halt Nachsicht haben, wenn ich dabei etwas weitschweifig und manchmal konfus werde.

Liebe Maria, wir haben uns letztes Jahr wenig gesehen, da Du meist fort warst, aber Du weißt, daß mein Dasein schon vorher nur noch eine einzige wirtschaftliche Krisis war. Wie oft habt Ihr in Eurer Verblendung meinen Optimismus und meine Todesverachtung bewundert – mit Unrecht, denn gerade das ist mein Verderben gewesen. Ich habe die Sache mit dem Geld niemals ernst genug genommen, ließ es so hingehen und dachte, es würde schon einmal anders werden. Kurz, um mich im Freudianerjargon auszudrücken – ich habe es entschieden ins Unterbewußtsein verdrängt, und das hat es sich nicht gefallen lassen. Bitte, haltet mich nicht für ernstlich gestört, aber ich bin tatsächlich dahin gekommen, es – das Geld – als ein persönliches Wesen aufzufassen, zu dem man eine ausgesprochene und in meinem Falle qualvolle Beziehung hat. Mit Ehrfurcht und Entgegenkommen könnte man es vielleicht gewinnen, mit Haß und Verachtung unschädlich machen, aber durch liebevolle Indolenz verdirbt man's vollständig mit ihm. Und das muß ich getan haben, ich ließ es kommen und gehen, wie es gerade kam und ging – ach, der verfluchte Optimismus, den Ihr so nett gefunden habt. Als ich dann merkte, daß es anfing, sich immer feindlicher gegen mich zu stellen, habe ich es gelockt, bin ihm nachgelaufen –

aber es war schon zu spät, es wollte nicht mehr. Also – die wirtschaftliche Krisis erreichte einen nie geahnten Höhepunkt. Du hast ja oft genug bei mir gewohnt, Maria, und kennst das aus eigener Anschauung: die Wohnung ist gekündigt, jedes menschenwürdige Einrichtungsstück gepfändet oder schon auf Nimmerwiedersehen abgeholt – es klingelt beständig, aber man macht nicht mehr auf – jedes Poststück, das ins Haus kommt, beginnt »Im Namen des Königs ...« usw. Trotzdem tauchen immer neue Leute auf, die Geld wollen, Geld, Geld und noch einmal Geld. Die ganze Atmosphäre bekommt etwas Überhitztes, Widernatürliches, schwirrt von abnormen Anforderungen. Es ist einfach nichts da, und doch hört, sieht, liest und erfährt man nichts anderes mehr, als daß jeder «sein Geld» haben will.

Du hast dann manchmal behauptet, es ginge bei mir wie in den Lesebuchgeschichten, wo fromme Leute eine Kirche oder dergleichen nützliche Dinge bauen wollen, ohne jegliches Kapital, aber mit unerschütterlichem Gottvertrauen. Schon wollen sie verzweifeln, richten aber gläubig den Blick gen Himmel – sieh, da klingelt es, und ein anonymer Wohltäter schickt eine unwahrscheinliche Summe.

Das war einmal – das war manches Mal –, aber eben bei jener letzten Krisis war keine Rede davon. Die Wohltäter waren ausgestorben, verschwunden, verreist, erzürnt oder nicht mehr zu haben. Ich hatte auch das blinde Gottvertrauen nicht mehr und fühlte, daß die Kluft, die sich zwischen ihm – dem Geld – und mir aufgetan hatte, nicht mehr zu überbrücken war. Es begann sich an mir zu rächen, und das Infame an dieser Rache war, daß es mich nicht nur mied, sondern eben durch seine völlige Abwesenheit alle meine Gedanken und Gefühle ausschließlich erfüllte, mich vollständig in Anspruch nahm und sich nicht mehr ins Unterbewußtsein verdrängen ließ.

Es gibt Momente, wo Leute anfangen zu beten. Und es gab einen Moment, wo ich anfing zu rechnen, blind und inbrünstig zu rechnen. Ich rechnete beim Aufwachen und beim Einschlafen, rechnete, wo ich ging und stand, rechnete all die Summen, die ich brauchte, in meinem früheren Leben gebraucht hätte und späterhin brauchen würde, zusammen und wieder auseinander, kalkulierte alle vorhandenen und nicht vorhandenen Möglichkeiten und Unmöglichkeiten in der Gegenwart, Zukunft und Vergangenheit.

Mein ganzes Leben zog wieder an mir vorüber bis in die kleinste pekuniäre Einzelheit, ich sah ein, daß ich niemals genug Geld gehabt hatte und voraussichtlich nie genug haben würde – alle verdrängten Begehrlichkeiten, alle gescheiterten Luxusträume wachten wieder auf, alles, was ich jemals hätte tun oder kaufen mögen und nicht getan oder gekauft hatte, gaukelte mahnend vor meinem inneren Auge, und so ging es fort bis ins Endlose.

Daß man in dieser Verfassung nicht sehr umgänglich ist, kannst Du Dir denken. Ich fühlte denn auch, daß die Bekannten kein besonderes Vergnügen mehr an meinem Verkehr hatten. Sie fanden mich langweilig, präokkupiert und zitterten vor Geldansinnen. Darin hatten sie auch vollkommen recht, denn war ich mit Menschen zusammen, so tat ich im Stillen nichts anderes, als sie taxieren und geeignete Momente abwarten, um sie zu einer Anleihe, einer Schiebung oder Unterschrift zu verlocken.

Ich möchte nicht gar zu ausführlich werden, um Deinetwie um meiner selbst willen. Denn wenn ich näher darauf eingehe, bekomme ich heute noch Rechenanfälle.

Es kam dann schließlich ein Tag – so etwa Anfang oder Mitte Mai –, wo ich morgens vor die Stadt hinausging, um auf andere Gedanken zu kommen. Aber es nützte gar nichts – gleich auf dem Wege begegnete mir ein Hotelwagen, ich las stumpfsinnig die Aufschrift: »Zu den vier Jahreszeiten« und überlegte mechanisch, was denn eigentlich für eine Jahreszeit sei, während ich durch die Wiesen ging. Alles stand in Blüte und Sonnenschein, Lerchen sangen, und im Teich quakten die Frösche – anscheinend vor Vergnügen. Ich beneidete sie. Und wieder fingen meine Gedanken an, unaufhaltsam um den einen Punkt zu wirbeln ... Ja, es wird wohl Frühling sein, aber was geht mich das an? Es gibt keine Jahreszeiten, keinen Sonnenschein und keine Blüten – es gibt keinen Lerchengesang und keine Frösche – es gibt nur Geld. Das alles tut, als ob es glücklich wäre, und doch gibt es kein Glück und keine Tragik, denn mit Geld läßt sich jede Tragik aushalten, und ohne Geld geht auch das Glück zum Teufel, oder man kann nichts damit anfangen.

So strich ich alles durch und setzte dafür Geld. Das hatte tatsächlich etwas Erlösendes, bis mir dann wieder aufs Herz fiel, daß es in meinem Fall ja eben keines gab, und nun fing alles wieder von vorne an.

Ich will mich Deiner erbarmen, Maria, und es nicht noch weiter ausmalen.

Eben an jenem Morgen traf ich dann einen mir flüchtig bekannten Nervenarzt, einen »Freudianer«. Ich wollte mich unbefangen mit ihm unterhalten, konnte aber aus meinem Gedankengang nicht mehr herauskommen. Er wurde aufmerksam, interessierte sich, tat alle möglichen Fragen, dann blieb er mitten im Wege stehen, sah mich enthusiastisch an und stellte fest, ich litte an einem schweren Geldkomplex, und den könne man nur durch psychoanalytische Behandlung heilen, die er am liebsten selbst übernehmen wollte. Im weiteren Verlauf des Gesprächs schlug er mir vor, ich solle mich einstweilen in die Anstalt seines väterlichen Freundes, Professor X., begeben, er selbst habe die Absicht, seine Ferien dort zu verbringen, und werde also nachkommen. Dem Professor X. möchte ich nur um Gottes willen nichts von der geplanten Behandlung sagen, denn er sei ein erbitterter Gegner alles Freudianertums. Ich könnte mich ja auf irgendeine fixe Idee hinausreden und ein wenig simulieren.

Anfangs war ich etwas unschlüssig und ziemlich erschrocken über den Gedanken, mit einer pathologischen Sache behaftet zu sein. Das heißt, ich hatte wohl selbst schon geahnt, daß es nicht mehr ganz richtig mit mir war. Andererseits aber hatte der Gedanke, diesen Zustand wieder loszuwerden, vieles für sich – das fürchterliche Rechnen und die beständigen Geldgedanken mußten mich binnen kurzem ganz zugrunde richten. Wenn es in dieser Weise fortging, war ich sowieso nicht imstande, mich ernstlich mit der Ordnung meiner Angelegenheit zu befassen.

Als ich kurz darauf die Nachricht von der schweren Erkrankung des alten Erbherrn bekam, war mein Entschluß gefaßt, denn nun auch noch mit positiven Kapitalsmöglichkeiten zu rechnen, das ging, weiß Gott, über meine Kraft.

So stellte ich meine Angelegenheiten, meine Gläubiger und alles übrige in Gottes Hand, fuhr hierher und tat sowohl der Welt wie mir selbst gegenüber, als ob ich nicht mehr existierte.

Aber selbst die Erinnerungen greifen mich noch zu sehr an, und ich glaube, wir haben für heute beide genug – ein andermal mehr.

Pediculophobie

Angst vor Läusen

lat. pediculus »Läuschen«

Läuse fängt man sich leicht ein und wird sie nur schwer wieder los. Wahrscheinlich sind diese Qualitäten dafür verantwortlich, dass eine eigene Phobie nach ihnen benannt ist, die beispielsweise dazu führt, dass es als unschicklich gilt, einen fremden Kamm zu benutzen oder auf dem Flohmarkt die schönsten gebrauchten Pelzhauben zu erstehen. Manche beginnen sich schon am Kopf zu kratzen, wenn sie nur das Wort »Läuse« hören. Dass einem die sprichwörtliche Laus sogar über die Leber laufen kann, verweist darauf, wie weit die Fantasie über das reale Geschehen hinausgehen kann.

Peladophobie

Angst vor Kahlköpfigen

span. pelado »geschoren, kahl, blank«

Haare bedeuten im Volksglauben, aber auch in der spontanen ästhetischen Wahrnehmung und manchmal auch im medizinischen Wissen, Leben, Vitalität, Erotik. Wer keine Haare hat, trägt etwas zwischen den Schultern, was einem Totenkopf nahekommt – daher gehört es zu militärischen und asketischen Traditionen, sich den Schädel zu rasieren. Mit den Haaren fallen weltliche Bindungen und Eitelkeiten, aber auch Risiken, sich zu verletzen oder von einem Feind gepackt zu werden. Krebskranken, welche chemotherapeutisch behandelt wurden, fallen ebenfalls oft die Haare aus. Aus diesen Gründen wird die Angst vor einem Kahlkopf nachfühlbar. Haare und Zähne, reichlich vorhanden und fest mit dem Körper verbunden, symbolisieren auch die Bindung an das Leben. Die in der Peladophobie gemeinte Nacktheit ist nicht verführerisch, sondern schutzlos, verletzlich und armselig. In der Traumsymbolik kann der Kahlkopf für den Penis stehen und Ängste vor diesem repräsentieren.

Peniaphobie

Angst vor Armut

gr. πενία (penía) »Armut, Mangel«

Die Angst vor Armut hängt kaum mit der tatsächlichen materiellen Lage eines Menschen zusammen. Viele Menschen erleben Armut täglich und intensiv; sie fürchten sie daher nicht. Die meiste Zeit der Entwicklungsgeschichte waren alle Menschen arm, denn Jäger und Sammler dürfen nie mehr besitzen, als sie tragen können; jeder von ihnen erwacht morgens hungrig. Dieser Hunger überlagert die Angst vor Armut, welche wiederum die Menschen in den reichen Ländern nur zu gut kennen, wo Armut übrigens als ein Familieneinkommen von weniger als der Hälfte des Durchschnitts definiert wird. Somit gelten in einem reichen Land wie Deutschland auch satte, nach dem Standard der meisten Entwicklungsländer wohlversorgte Menschen als arm, während viele, die es (noch) nicht sind, sich in Zeiten der Globalisierung davor fürchten, es zu werden.

Pentheraphobie

Angst vor der Schwiegermutter

gr. πενθερά (pentherá) »Schwiegermutter«

Die »böse Schwiegermutter« ist ein Klischee, kommt aber durchaus auch in der Realität vor. Eltern hängen an ihren Kindern. Wenn sie Sohn oder Tochter an deren Ehepartner abtreten sollen, betrachten sie diesen mit Misstrauen;

nicht selten entwickelt sich Rivalität mit den Partnern der Kinder, wenn beispielsweise die Schwiegertochter glaubt, sie könne besser kochen oder wisse ihre Kinder besser zu erziehen, als die Schwiegermutter das vorschlägt. In *Totem und Tabu* beschreibt Sigmund Freud einige gegen Schwiegermütter gerichtete Tabus in Primitivkulturen, welche die ehrwürdige Tradition der Pentheraphobie belegen.

Phagophobie

Angst zu essen (oder gegessen zu werden)

gr. φαγεῖν (phageĩn) »essen, verzehren«

Zynisch, aber oft zutreffend lässt sich das Leben als Antwort auf die Frage »Fressen oder gefressen werden?« beschreiben. Poetischer spricht Goethe von der Entscheidung: »Hammer oder Amboss sein!« Die Phagophobie kann sich in Schluckbeschwerden äußern. Sie hängt mit dem Gefühl zusammen, einen »Kloß im Hals« stecken zu haben. Im Hintergrund wirken in der Regel Störungen der Kränkungs- und Aggressionsverarbeitung. Es geht darum, ob Beleidigungen hineingefressen oder ausgekotzt werden. Wer denkt, er müsste etwas ertragen, was er im Grunde nicht ertragen kann, löst diesen unbewussten Konflikt, indem er eine Phagophobie entwickelt.

Phalakrophobie

Angst, eine Glatze zu bekommen

gr. φαλακρός (phalakrós) »kahlköpfig«

Da Haarausfall von unserem Alltagsverstand mit Älterwerden und (Vitalitäts-)Verlust verknüpft wird, bekümmert und ängstigt er in der Regel auch jene Männer, die behaupten, eine Glatze sei sexy. Die Angst vor Glatzköpfen kann natürlich medial gespeist sein; Skinheads haben einen schlechten Ruf. Wer anderen gerne Angst machen will und dadurch eigene Ängste zu bewältigen sucht (die Verbreitung dieses Abwehrmechanismus, der »Identifizierung mit dem Aggressor«, kann man gar nicht überschätzen), greift auch zum Mittel der Glatzenangst: Er fürchtet sich nicht, er rasiert sich freiwillig den Schädel, was die Nichtkahlen unbewusst um ihre Haare fürchten lässt. Und damit um ihre Vitalität, im Extremfall sogar um ihr Leben.

Phallophobie

Angst vor dem männlichen Geschlechtsorgan

gr. φαλλός (phallós) »männliches Glied«

Gerade weil die Erektion des Penis zum Phallos ein leicht störbares und nicht willkürlich kontrollierbares Geschehen ist, sind selbstunsichere Männer extrem stolz auf ihr geschwollenes Glied und haben Mühe, die exhibitionistischen Neigungen zu kontrollieren, welche die Geltung des Phallos besonders darin beweisen möchten, dass sie andere mit dessen Anblick erschrecken. Da dies entsprechend drohend geschieht und weder von Kindern noch von Frauen problemlos verstanden werden kann, festigen sich bei diesen Ängste vor dem Phallos, die unbewusst werden und später auch einen an sich erwünschten Geschlechtsverkehr durch abwehrende Verkrampfungen erschweren können. Es wäre interessant, die Phallophobie interkulturell zu erforschen; es gibt beispielsweise in Neuguinea Stämme, bei denen ein phallusähnliches Penisfutteral neben Perlenketten und Lederriemen die einzige Bekleidung des Mannes ist.

Pharmakophobie

Angst vor Medikamenten

gr. φάρμακον (phármakon) »Heilmittel, Gift«

Herr Müller fühlt sich schlecht, macht sich Sorgen um seine Gesundheit, geht zum Arzt, der ihn untersucht, die Angelegenheit harmlos findet – kein Krebs! – und ihm ein Mittel gegen seine Beschwerden verschreibt. Der Patient holt sich das Medikament aus der Apotheke, studiert den Beipackzettel, findet einen langen Katalog von Nebenwirkungen. Geht es ihm wirklich so schlecht, dass er etwas einnehmen soll, was ihm möglicherweise schadet? So legt er das Medikament unbenutzt in die Schublade. Nach verschiedenen Studien – es ist nicht leicht, hier ehrliche Auskünfte zu erhalten – landet bis zur Hälfte aller verschriebenen und bezahlten Medikamente in solchen Schubladen und später im Müll. Die Pharmakophobie ist ein gutes Beispiel für die Wandelbarkeit von Ängsten: Sie greift die Befürchtungen auf, welche den Kranken veranlasst haben, ärztliche Hilfe zu suchen, und wandelt sie um in Angst vor dem Medikament.

Phasmophobie

Angst vor Erscheinungen

gr. φάσμα (phásma) »Erscheinung, Vorzeichen, Wunder, Gespenst«

Die Angst vor Erscheinungen ist stark kulturabhängig; in vielen schriftlosen Gesellschaften würden Personen als geisteskrank gelten, die nicht an Geister glauben und sich nicht fürchten, von diesen bestraft zu werden, wenn sie ein Tabu verletzen, sich zur falschen Zeit an den falschen Ort begeben. Nur in den aufgeklärten, von wissenschaftlicher Forschung bestimmten Gesellschaften führen die

Gespenster ein Schattendasein, glauben nur wenige, das Spuk etwas anderes ist als ein Ammenmärchen. Wer den Inhalt von Gespensterängsten untersucht, findet Projektionen seelischer Konflikte, die vor allem um Kränkungsverarbeitung und Rache kreisen. Gespenster sind Unerlöste, die ein Unrecht nicht vergessen können, sondern über ihren physischen Tod hinaus umgehen, sich an den Lebenden rächen.

Phengophobie

Angst vor Tageslicht

gr. φέγγος (phéngos) »Licht der Himmelskörper, Helligkeit, Tageslicht«

Wenn in ihrem Selbstgefühl belastete, von sozialen Ängsten bedrückte Menschen auch noch Alkohol trinken, um ihre Belastungen weniger zu spüren, kann sich eine Phengophobie entwickeln. Die Nacht wird zum Tag. Den Tag verbringen die Betroffenen hinter heruntergezogenen Rolläden und mit abgestelltem Telefon im Bett. Sie frühstücken am Abend, gehen anschließend in die Kneipe, treffen sich mit Freunden, essen noch einmal um Mitternacht, setzen sich an den Schreibtisch und arbeiten die Nacht durch, trinken während dieser Zeit weiter, bis sie im Morgengrauen ins Bett gehen. Vor allem in kreativen Berufen können solche phobisch verzerrten Zeitstrukturen über lange Zeit bestehen; in ihrem Hintergrund lässt sich oft die Abwehr von intensiver Scham auffinden, welche dazu führt, dass die Betroffenen möglichst wenig Menschen begegnen wollen, die nicht – ebenso wie sie – ihr Leben um den Alkoholkonsum zentrieren.

Philemaphobie

Angst vor Küssen

gr. φίλημα (phílēma) »Liebkosung, Kuss«

Der Kuss ist ein Zeichen großer Intimität, vor allem wenn der Lippenkontakt nicht auf eine Wange gerichtet ist, sondern auf den Mund, wo dann womöglich auch noch die Zunge ins Spiel kommt. Dieses breite Spektrum vom unverbindlichen Bussi bis zum eindringlichen Zungenkuss, der nicht nur im Hollywood-Melodram in seiner Bedeutung dem Koitus gleichkommt, macht den Kuss bei manchen Personen zu einem verwirrenden, Angst auslösenden Geschehen. Harmlos ist die Philemaphobie von Kindern, die (wie es Tomi Ungerer in *Kein Kuss für Mama* so schön beschreibt), küssende Erwachsene nicht leiden können. Ernster ist es bei Formen sexuellen Missbrauchs, in dem die scheinbare Harmlosigkeit des Kusses verwendet wird, um ein Opfer zu überrumpeln und seine Scheu, unhöflich oder zickig zu wirken, auszunutzen. Ein drittes Motiv ist der Kuss in der Prostitution, der verweigert wird, weil die Hure zwar ihre Genitalien verkauft, aber nur den Mann küsst, den sie liebt.

Philophobie

Angst zu lieben, sich zu verlieben

gr. φιλεῖν (phileîn) »lieben, lieb haben, küssen, pflegen«

»Ich danke Gott täglich, dass ich mich jetzt schon zwei Jahre lang nicht verliebt habe!« So lautet der Seufzer eines zweimal teuer geschiedenen Mannes in der Therapiegruppe. Die Philophobie gleicht der Angst des gebrannten Kindes vor der Wärme. Weil die Opfer mindestens einmal erlebt haben, in welche inneren Gefahren sie die Versuchungen bringen, mit einer geliebten Person zu verschmelzen und diese zu idealisieren, scheuen sie solche Gefühle, werden besonders abweisend und kratzbürstig, wenn sie diese spüren, lassen sich nur dann auf Sexualität ein, wenn ihre Partner unerreichbar oder abweisend sind.

Philosophobie

Angst vor Philosophie

gr. φιλοσοφία (philosophía) »Liebe zur Wissenschaft, zur Weisheit, geistiges Streben«

Man würde so gerne glauben, dass die Anwendung der Vernunft auf das Leben allen Menschen angenehm ist. Wenn sie sich schon nicht für die Philosophie begeistern, sollten sie doch wenigstens solche Bemühungen begrüßen, diese zumindest tolerieren. Aber solche Wünsche übersehen, dass die menschlichen Triebe und Ängste schon immer stärker waren als die Vernunft. Wo Philosophie, und sei es auch nur imaginär, vertrauten Überzeugungen mit Skepsis begegnet und geheiligte Traditionen oder – im Individuum – unverzichtbare Verdrängungen und Verleugnungen gefährdet, wird sie auch gefürchtet, gemieden und bekämpft. So musste Sokrates durch den Giftbecher sterben, die Heilige Inquisition hat Giordano Bruno verbrannt, und Vertreter der Evolutionstheorie müssen an fundamentalistischen Schulen um ihren Arbeitsplatz fürchten.

Phobophobie

Angst vor der Angst

gr. φόβος (phóbos) »Angst, Furcht«

Die Angst vor der Angst lässt sich mit der Tatsache verbinden, dass unser Gehirn nicht nach einem einheitlichen Plan von einem Demiurgen geschaffen wurde, sondern eine lange Entwicklungsgeschichte hinter sich gebracht hat, in der allen Wirbeltieren gemeinsame Strukturen (das sogenannte Reptilienhirn) vom Säugetiergehirn überformt wurden. Der immense Intelligenzvorsprung des Menschen gegenüber den übrigen Warmblütern hängt mit der Entwicklung der Hirnrinde zusammen. Diese Vielschichtigkeit unseres Nervensystems führt dazu, dass ältere Strukturen ebenso wie jüngere eingesetzt werden, um Gefahren zu vermeiden. Panik »können« wir auch, ohne zu denken; haben wir sie aber einmal erlebt, speichern wir die Angst vor diesem Zustand auch in jenen Teilens des Nervensystems, die sich später entwickelt haben und mit personalen Qualitäten (wie dem Icherleben und dem Selbstgefühl) einhergehen. So fürchtet sich ein Teil von uns, dass ein anderer Teil dem erlebenden Ich den Tort antut, es wieder mit einem Angstanfall, mit seelisch bedingten Atemnöten, Herzbeschwerden oder Durchfällen zu plagen.

» Elfriede Jelinek, *Verstörung*

In Angst leben heißt im Glashaus sitzen und von innen her gegen sich selbst mit Steinen schmeißen. Nein, eher: sich von innen her mit etwas anspritzen, das einen dann wie Säure zerfrisst. Und man kann sich bei niemandem beschweren, denn man hat sich ja selber angeschüttet, es kommt von einem selbst, das Gift. Hinauszukönnen kann unmöglich die einzige Sehnsucht sein, die einem bleibt, was ist denn schon dort draußen, das durch einen Griff nach dem Fernseher nicht herbeigerufen werden könnte? Wozu noch diese Sehnsucht, die von der Angst hinter einer Stirn verborgengehalten wird? Die Vorstellung, man sei da, und das Außen etwas Schönes, das man sich nach Belieben anschauen könne, gefahrlos, weil man ja dabei in sich ruhen bleibe, stimmt für den Ängstlichen nicht. Er ruht zwar, aber das ist auch schon alles. Er weiß, im Grab könnte er besser und vor allem bequemer ruhen als in sich, und trotzdem kommt er nicht heraus, nicht einmal um zu sterben, was er ja auch fürchtet. Er sieht Tode dort, wo andre Charterflüge und Strände und Schipisten sehen. Er kann nicht aus sich herausschauen, denn draußen lauert die Gefahr, der Tod, obwohl der Tod sicher ein besser geschnittenes Kleid wäre als er selber, der Ängstliche, es für sich ist, eins, das ihm paßt, denn der Tod paßt jedem, steht aber nicht jedem, er ist aber dennoch jedesmal anders, ein typisches Kennzeichen der Mode, immer dasselbe, aber jedesmal anders, damit es wie neu und einmalig erscheint. Angst ist nicht in Mode, denn Angst ist Stillstand im Stillstand, sie nimmt sich ja nicht einmal die Mühe, etwas anderes, einmal etwas andres, wenigstens vorzustellen, da sie nie etwas andres sein kann (und auch nicht anders aussehen kann) als sie selbst, die Angst, die das falsche Maß genommen hat, das falsche Maß selber ist, und daher paßt nie irgendwas, das man an sich anlegen möchte, nicht einmal die Hand, die einem den Gnadenstoß geben soll. Man braucht auch nichts Neues, man geht ja nie aus sich heraus, und für sich selbst lohnt der Aufwand nicht. In sich, in seinem Körperkleid, das noch lebt, hält der Kranke es irgendwann dann auch nicht mehr aus. Die Angst hebt die Trennung zwischen Innen und Außen auf, wozu überhaupt noch Kleidung? Es heißt doch: die nackte Angst! Man liegt ja sowieso bloß da, und überall, wohin man schaut, man selber, und all die Kleider umsonst. Die Angst fügt dem Innen, das ja auch gleichzeitig das Außen ist, Qualen zu, die ans Vorhandensein der eigenen Person des Angstvollen gehen, wie ans Eingemachte, doch sogar das Eingemachte ist immer irgendwie verschlossen. Da ist immer ein Deckel drauf. Man selbst, als Kranker, empfindet sich nie als verschlossen. Man ist unbeweglich, aber jeder kann in einen hineingreifen und sich einen Löffel voll nehmen. Diese Unordnung der inneren Organe, für den Arzt mag sie ja in Ordnung gehen, weil er sich dort auskennt, aber für den, der immer nur in sich hineinschauen muß, weil er nicht aus sich heraus hinausschauen kann, herrscht überall diese ekelhafte Unordnung. Er kann nichts auf die Reihe bringen, der Angstkranke. Die Wirbel mögen schön in einer Reihe als Rückgrat aufgefädelt sein, in hübscher Beweglichkeit, aber der Wirbel im Ängstlichen tobt herum, er hat ja kein Rückgrat, und sein Leben hat auch keins. Das, was er anschauen kann, wenn er sich nicht mehr aus dem Haus bewegen kann, fällt nach und nach mit dem zusammen, was er sich vorstellen kann, und das ist schrecklich, weil das, was er sich anschauen kann, immer weniger wird und daher seine Vorstellungskraft immer mehr abnimmt, oder nein, nimmt sie zu? Weil der Kranke nur noch auf sie angewiesen ist, die angeblich alles kann? Nein, sie nimmt leider ab, weil sie sich durch nichts mehr speisen kann, was dem Hauptdarsteller seiner Angst (sie hat ja auch etwas Theatralisches, die Angst! Theater ist ja, aus nichts etwas zu machen, und beim Essen geht das irgendwann nicht mehr. Brechts großer Irrtum: daß es aufs Fressen ankommt ... ich sage, es kommt drauf an, daß einem vor Müdigkeit – denn Angst ist sehr anstrengend – die Augen aufgehen, aber nie etwas zu sehen kriegen), was also dem von sich selbst zernichteten Hauptdarsteller, dem, wie gesagt, einfach gar nichts mehr paßt, noch ein Erscheinen abnötigen würde. Die Umgebung hört andauernd, was dem Kranken nicht mehr paßt, dies nicht und das nicht, und sie staunt, denn: woher weiß der Patient das? Er sieht ja nie etwas. Aber er möchte gern. Er möchte gern, aber er kann nicht. Das Leben soll doch wenigstens einmal etwas Neues bringen, damit man sich das Alte im Sinn des Neuen vorstellen kann! Aber das Alte zerbröckelt nach und nach, weil nichts Neues nachkommen kann. Es könnte vielleicht, aber es kann nicht. Ein Stillstand, der nie Heimkehr wird, weil man endlos lang nicht draußen war, um einmal zurückzukommen. Der Kranke kann nicht auf sich zurückkommen und zu sich auch nicht. Er war ja nie weg. Das Außen ist aber natürlich noch viel schrecklicher. Man kann aber nicht einmal den einen Schrecken des Bekannten gegen den unbekannten austauschen; dieser Austausch, eine natürliche Sache, wenn auch nicht die natürlichste der Welt, funktioniert nicht mehr. Der Ängstliche muß jeden Anblick, der sich ihm bietet (einen neuen Anblick sich holen, das kann er nicht, er muß nehmen, was sich ihm bietet), hinnehmen wie ein ganzes Stück Schicksal, und jedes millimetergroße Schicksal ist für ihn das ganze, denn er lebt immer in dem schrecklichen einen Augenblick gefangen, da es ihn nicht gibt (und das ist noch tröstlich, denn gäbe es ihn, er würde Entsetzliches durchmachen müssen). Indem er Anblicke hinnimmt, die keine mehr sind, weil sie keine Ausblicke mehr sein können, sondern nur noch Innenblicke, nimmt er alles hin, der Angstkranke, er gibt sich selbst ständig sich selbst zurück. Man möchte sich selbst anschreien: danke, ich hab mich schon! Nicht noch mehr von mir! Mehr will ich gar nicht! Aber er übergibt sich weiter nur sich selbst in diesem Hinnehmen, er hat nichts zu geben als sich selbst. Und keinen, dem er sich schenken könnte, als sich selbst. Das ist nicht Vergeblichkeit in dem Sinn, daß der Kranke ja nicht mehr bekommen müßte, was er schon hat, und gern mal zur Abwechslung etwas andres bekäme, sondern es ist viel kreatürlicher: Der Kranke kann nicht mehr der Welt entspringen, im wahrsten Sinn des Wortes, wie ein Gewässer, das irgendwo anfängt, als nicht Greifbares aus dem Nichts des Bodens, plötzlich sieht man es glitzern, das Wasser, aber er kann auch nicht entspringen wie ein Tier seinem Käfig, denn er ist an seine kleine, sehr eingeschränkte Welt buchstäblich gefesselt. Er kann sich nichts mehr anschauen, und er kann auch nichts mehr darstellen, weil er nichts mehr hat, was anschaubar wäre, weder innen noch außen. Die Kraft der Darstellung, der Einbildung, der Imagination ist an die Kraft gekoppelt, sich zu geben, weil man etwas von sich geben kann, etwas wie eine Körperflüssigkeit. Aber auch die Einbildungskraft, mit der man einem andren etwas veranschaulichen könnte, das nicht man selbst ist, na, vielleicht doch man selbst, aber durch einen Etikettenschwindel getarnt als ein andrer, diese Einbildungskraft würde gespiegelt in einem Außen (oder ein Außen, gespiegelt durch einen selbst hindurch, also der Spiegel als simple Glasscheibe, nicht gespiegelt in einem selbst), jedes Außen verschwindet vor der Angst, sie rinnt einem durch die Finger, man selbst rinnt durch sich hindurch, und wo man mündet, das sieht man schon nicht mehr. Indem der Kranke keine Bilder mehr herbeirufen kann, sondern nur noch sich selbst, kann er auch keine Bilder mehr erschaffen. Er hat nichts mehr, was abrufbar wäre. Hat er keinen Ausblick, hat er auch keinen Einblick mehr, dieser Kranke ohne jede Einbildung, weil beides ineinandergestürzt ist und einen unentwirrbaren Trümmerhaufen bildet, der sich nicht einmal mehr Ich nennen kann. Auch wenn man glauben mag, daß die Kraft der Imagination nicht aus dem Anschauen des Fremden herrührt, sondern umgekehrt, daß das Anschauen des Fremden nicht nötig sei, weil Anschauung und Einbildungskraft in eins zusammenfallen (was man nicht in sich hat, sieht man außen auch nicht), würde das für den Angstkranken nicht stimmen. Es stimmt nicht, und zwar in dem fundamentalen Sinn, daß es falsch ist. Es ist falsch, weil nichts richtig sein kann. Es stimmt einfach nicht. Der Kranke verschwindet in seiner Angst, der Verstand kann nichts mehr aufnehmen, das Bett ist belegt mit ihm, dem ungeduldigen Patienten, der aber zusehens geduldiger wird. Was bleibt ihm übrig? Nichts. Da liegt er, das belegte, betretene Brot. Irgendwann sieht ihm keiner mehr dabei zu. Die anderen sind es leid, daß der Kranke so leidet. Er steht still in sich, aber er kann nicht ruhen, weil er immer so aufgeregt sein muß vor lauter Angst. Nicht einmal in Ruhe anschauen kann er sich selbst, weil er so zittert, daß ihm alles verschwimmt. Dieser Kranke hat sich sich selbst eingebildet. Er ist schon um seine Ausbildung gebracht worden (weil er ja nichts andres als sich selbst mehr erfahren kann), er ist um seine Einbildung gebracht worden, denn eingebildet zu sein, dafür hat er nun wirklich keinen Grund.

Photophobie

Angst vor Licht

gr. φῶς (phōs) »Licht, Helligkeit, Tageslicht«

Wir sprechen manchmal von »lichtscheuem Gesindel«, auch davon, dass ein guter Mensch das Licht der Öffentlichkeit nicht scheuen muss. Darin verraten wir bereits etwas über die Dynamik der Photophobie. Sie hat einerseits damit zu tun, dass alle starken Reize (Geräusche, Erschütterung, Donner, aber auch Licht) mit Angsterlebnissen verknüpft sind und nur durch einen allmählichen Gewöhnungs- und Einsichtsprozess als harmlos, ja wohltuend erkannt werden. Das Neugeborene mag zuerst einmal nicht ins Licht blicken. Darüber hinaus aber ist Licht auch ein mächtiges Symbol für Sichzeigen, was dazu führt, dass Menschen, die exhibitionistische Bedürfnisse (wie aufzufallen, sich zur Geltung zu bringen, begehrt und anerkannt zu werden) nicht entwickeln und verfeinern durften, diese schon im Vorfeld bekämpfen und diesen Kampf womöglich auf das ausweiten, was Exhibitionismus erst ermöglicht: das Tageslicht, der Scheinwerfer.

Phronemophobie

Angst vor Gedanken

gr. φρόνημα (phrónēma) »Denkart, Gedanke, Sinnesart«

Wir haben schon im Zusammenhang mit der Philosophobie erwähnt, dass Nachdenken keineswegs eine neutrale und von allen Menschen akzeptierte Beschäftigung ist. Wo es zu Ergebnissen führt, welche mächtigen Personen unerwünscht sind und von diesen bestraft werden, stellen die Phronemophobiker lieber ihre geistigen Aktivitäten ein, als sich in solche Gefahr zu bringen. Diesen Zusammenhang beleuchtet auch die berühmte Stelle in Friedrich von Schillers Drama *Don Carlos*, wo der Marquis de Posa vom spanischen König »Gedankenfreiheit« fordert. Man sollte meinen, dass unsere Gedanken, da unsichtbar und nur von uns kontrolliert, immer frei sind; erst was wir von ihnen nach außen mitteilen, kann uns in Gefahr bringen. Aber so einfach macht es uns die Angstdisposition nicht; wir können, im Gegenteil, schon durch reine Gedankenspiele (etwa uns von einem Liebesobjekt zu trennen) in Panik geraten.

Phthisiophobie

Angst vor Tuberkulose

Med. Phthisis »Schwindsucht«,
gr. φθίσις (phthísis) »Schrumpfung, Schwund«

Die Schwindsucht genannte Tuberkulose hatte, ehe sie als Infektionskrankheit erforscht und später durch antibiotische Behandlung heilbar wurde, das Image des mit emotionalen Bedeutungen aufgeladenen Leidens schlechthin. Sie war für das beginnende 19. Jahrhundert das, was für uns heute Aids oder Krebs sind. Junge Menschen siechten dahin, und so wie wir heute in der Magersucht oder in der Heroinsucht etwas wie eine selbstschädigende Absicht der Leidenden vermuten, geschah es auch damals. Vor allem ein zu ausgeprägtes Sexualleben wurde von den Moralpredigern der Zeit als Ursache des Lungenleidens angeprangert. Entsprechend verbreitet war die Angst vor Schwindsucht; jedes bleiche junge Mädchen erinnerte besorgte Angehörige an das tragische Schicksal der Tosca. Heute weicht die Phtisiophobie der Angst vor den »modernen« Leiden.

Plakophobie

Angst vor Grabsteinen

gr. πλάξ (pláx) »Platte, Tafel, Fläche«

Die Angst vor Grabsteinen gehört in das weit verzweigte Umfeld der Ängste vor dem Tod und den Toten, vor Gespenstern, Friedhöfen, anatomischen Präparaten. Es wäre im Einzelfall sicherlich interessant, der Frage nachzugehen, weshalb gerade die Grabdenkmäler Ängste auslösen, sind sie doch das Largo der Todessymphonie. Vielleicht ist es gerade diese Ruhe, dieser Mangel an Ablenkung und Dramatik, der die Erinnerung an einen Toten so unheimlich macht wie das Erscheinen des Todes selbst.

Plutophobie

Angst vor Reichtum

gr. πλοῦτος (ploũtos) »Fülle, Überfluss, Reichtum«

Ob jene Warnung Ängste auslöst, die Christus gegenüber den Reichen ausspricht, welche es so schwer haben mit dem Eingang in das Himmelreich – schwerer als ein Kamel, durch ein Nadelöhr zu gehen? Vermutlich ist die Plutophobie älter und umfassender; sie reicht zurück in das verlorene Paradies der Jäger und Sammler, in die Zeit, in der kein Mensch mehr Besitz anhäufen konnte, als er bereit war zu tragen. Denn in einer Jägerkultur ist Ortswechsel notwendig, um genügend Nahrung zu finden. Besitzängste scheinen immer paradox, weil sich doch mehr Menschen vor Armut fürchten als vor Reichtum. Aber die Angst zwingt uns, die Not zu fürchten, weil wir in ihr Mangel leiden, aber auch den Reichtum, weil wir in ihm Gefahr laufen, des Angehäuften beraubt zu werden und diesen Verlust nicht zu ertragen, der andere, noch gefährlichere Verluste symbolisiert.

Pneumatophobie

Angst vor dem Geist oder Geistern

gr. πνεῦμα (pneũma) »Wind, Hauch, Atem, Geist«

Die Angst vor Geistern hat nicht ganz so viele Namen, wie es Dämonen gibt. Pneuma ist in der griechisch-christlichen Tradition auch der Heilige Geist; die Pneumatophobie wäre dann die Angst vor Inspiration, vor göttlicher Besessenheit, die nicht weniger gefährlich ist als die dämonische, weil beide das steuernde Ich auflösen und den Umweltbezug unkontrollierbar machen. Folgerichtig lassen sich auch »heiße« und »kalte« Religionen unterscheiden. Die »heißen« erwarten von den Gläubigen, sich darauf vorzubereiten und es zu wünschen, dass der Geist von ihnen Besitz ergreift. Die kalten hingegen betrachten diese Schwärmerei mit Misstrauen, wie die katholische Kirche, welche nur ihrem Oberhaupt den Besitz solcher Inspiration zutraut, wenn es *ex cathedra* spricht. Hier ist die Pneumatophobie persönlicher Willkür entzogen und hierarchisch gebannt.

Pnigophobie

Angst zu ersticken

gr. πνῖγος (pnĩgos) »das Ersticken«, zu
gr. πνίγειν (pnígein) »erwürgen, ersticken«

Die Angst zu ersticken kommt vor allem bei einem nervösen Atemsyndrom und manchmal auch bei Asthma vor. Sie gehört zu den Ängsten, die sich selbst erzeugen und aufrechterhalten. Viele nervöse Atembeschwerden beruhen darauf, dass wir in der angeborenen Angstreaktion Luft holen, um uns auf Flucht oder Kampf vorzubereiten. Da in der modernen Welt der Ängstliche aber sehr häufig (ganz anders als in der altsteinzeitlichen Savanne) die sofortige körperliche Aktion unterdrücken muss, ist die körperliche Vorbereitung nicht mehr sinnvoll und bietet Ansatzpunkte für Störungen. Die Angst äußert sich in dem Gefühl, nicht mehr durchatmen zu können, zu wenig Luft zu kriegen, gar zu ersticken. Die körperliche Grundlage ist der vergebliche Versuch, in eine bereits mit Luft gefüllte Lunge hineinzuatmen, weil der Angstgeplagte buchstäblich vergessen hat auszuatmen. In Panik und Atemnot trachtet er noch mehr danach, endlich Luft in seine vollen Lungen zu pressen; er kann sich nicht vorstellen, dass er erst einmal in aller Ruhe ausatmen müsste.

Pogonophobie

Angst vor Bärten

gr. πώγων (pṓgōn) »Bart«

Wenn es in der türkischen Armee Vorschrift war, einen Schnurrbart zu tragen, mag eine alte Ahnung von der Pogonophobie mitgespielt haben: Bartträger jagen dem Feind mehr Schrecken ein. Die Pogonophobie ist eine Variante der Angst vor männlicher Gewalt. Der Bart symbolisiert den Mann und hatte ursprünglich wohl auch eine Schutzfunktion für die empfindliche Halsregion. Wenn wir uns vorstellen, dass die frühen Raufereien noch mit Klauen und Zähnen ausgetragen wurden, hatte es Vorteile, wenn Haarwuchs einem feindlichen Biss den Weg zur Halsschlagader versperrte. Kinder ängstigen Bärte, weil sie zeigen, dass es andere Menschen gibt als die Mutter, und wohl auch, weil Bartwuchs das Gesicht verschleiert und so die Mimik der Lippen nicht mehr so gut erkannt werden kann.

Politikophobie

Angst vor Politik oder Politikern

gr. πολιτικός (politikós) »die Staatsverwaltung betreffend, der Staatsmann«

Mächtige Personen sind in der Regel mit Elternprojektionen behaftet: Wir erwarten, dass Politiker gute Väter oder Mütter sind, die uneigennützig für unsere Interessen eintreten. Wenn diese Erwartung zusammenbricht, tritt an ihre Stelle oft die pauschale Abwertung der Politik als »schmutziges Geschäft« und die Vermeidung, sich damit zu beschäftigen. Die Politikophobie verbessert allerdings die Lage nicht. Sie kann zu dem Paradox führen, dass Politiker gewählt werden, die keine sachlichen Gedanken vorbringen, sondern sich dem Stammtisch andienen und versprechen, »den Saustall der Politik auszumisten«.

Polyphobie

Angst vor vielen Dingen oder Situationen

gr. πολύ (polý) »viel, zahlreich, weit, groß«

Das ist sozusagen der Papierkorb der Ängste. Er wird aufgestellt, wenn die Patientin oder der Patient kaum aufhören kann, Situationen aufzuzählen, in denen Ängste auftreten. Immer dann, wenn der Therapeut zu einer Erwiderung ansetzt, kommt die nächste Angst, eingeleitet mit dem Satz: »Aber ich bin noch gar nicht fertig, es gibt noch etwas viel Schlimmeres, was ich noch weniger aushalte!« Die Polyphobie spricht für eine herabgesetzte Reizschwelle; das Ich des Betroffenen ist so geschwächt, dass es kaum noch etwas verarbeiten kann, was nicht Routine ist – »Ich habe Angst vor jedem lauten Geräusch, vor jeder Entscheidung, vor jedem Menschen, der mir begegnet und etwas von mir will, ich kann nicht mehr in die Arbeit gehen, mache keinen Brief mehr auf, will niemanden sehen, traue mich nicht mehr einkaufen oder in die U-Bahn ...«

Ponophobie

Angst vor Überarbeitung

gr. πόνος (pónos) »Arbeit, Mühe, Schmerz, Leid«

Die Angst, sich zu überarbeiten und den Leistungsdruck nicht mehr zu ertragen, ist eine Komponente der Arbeitsstörungen und Prüfungsängste. Die Betroffenen schieben den Beginn der Vorbereitung vor sich her, weil der Raum, in dem sie arbeiten, voller Ängste und Schuldgefühle ist – sie müssten perfekt sein, sie dürfen sich nicht loben, nicht selbst anerkennen, solange sie nicht alles wissen und alles können. Daher geraten sie unter Zeitdruck. Weil sie die Arbeit als Qual erleben, müssen sie sich immer zu ihr zwingen und steigern dadurch unbewusst den Wunsch, gar nichts zu tun. Der Zyklus von Leistung und Erholung geht in der Ponophobie verloren; die Betroffenen dürfen keine Pausen machen, weil sie keine Erholung verdient haben. Sie steigern ihre Versagensängste, weil sie im Grund am liebsten alles hinwerfen würden, und projizieren ihre Aggressionen in Vorgesetzte oder Prüfer, die sie abgründig hassen, weil diese ihnen solche Qualen aufgezwungen haben.

Porphyrophobie

Angst vor der Farbe Purpur

gr. πορφύρεος (porphýreos) »purpurfarbig, violett«

Die Farbe Purpur wurde ursprünglich aus einer Schnecke gewonnen und schon in der Antike von den Phöniziern entdeckt. Sie war sehr kostbar, ehe der Farbstoff künstlich hergestellt werden konnte; entsprechend durften auch nur die höchsten Würdenträger sie benutzen. Der römische Kaiser trug eine purpurne Toga; später haben die Kardinäle der römischen Kirche diese Farbe übernommen. Porphyrophobie könnte für eine atavistische Scheu stehen, welche schon die Menschen der Antike bewog, die Farbe Lila als etwas ganz Besonders hinzustellen, das etwas jenseits von Alltag und menschlichem Mittelmaß signalisiert. Diese Farbscheu kann dann durch eine soziale Prägung noch verstärkt werden, die den Purpurträger zum Übermenschen macht.

Potamophobie

Angst vor Flüssen, fließenden Gewässern

gr. ποταμός (potamós) »Fluss, Strom«

Fließende Gewässer unterscheiden sich von einem See oder dem Meer durch die Strömung; sie wecken daher auch besondere Ängste, die damit zusammenhängen, dass sie den Schwimmer mit sich reißen, ihn gegen Klippen schleudern oder Strudel bilden, die ihn in die Tiefe ziehen. Wegen ihrer immensen Bedeutung für Verkehr und Geschichte sind viele Flüsse heilig – Nil und Ganges sind die wichtigsten Beispiele. Alles Heilige ist aber auch gefährlich. Wenn die jährliche Überschwemmung durch den Nil zu gering ausfiel, hungerte ganz Ägypten. Der Fluss, der heute Schiffe trägt und Felder bewässert, kann morgen ein reißender Strom sein, der die Häuser an seinen Ufern zerstört und die Bewohner tötet.

Proktophobie

Angst vor dem After oder Rektum

gr. πρωκτός (prōktós) »After, Steiß«

Der Enddarm mit seinem Schließmuskel ist Gegenstand derber Scherze (Leck mich ...), Sexualorgan und Kern vielfältiger Ängste, die damit zu tun haben, dass entweder das Richtige nicht herauskommt (Angst vor Missempfindungen bei der Entleerung, Angst vor Verstopfung und »Vergiftung« durch den Darminhalt), oder aber das Falsche hineinkommt (Angst vor Analverkehr, Angst vor Darmkrebs). Die Proktophobie kann vor allem angesichts der Entleerungsängste sich selbst verstärken, wie die häufige Verstopfung während einer Reise belegt; im übertragenen Sinn gilt hier der Gegensatz von »behalten« und »hergeben« – wie bei jenem Angstkranken, der jedes Mal während der Vorbereitung seiner Steuererklärung an Verstopfung litt (»Möglichst viel behalten«). Sobald sie abgeschickt war, folgte die dramatische Entleerung (»Weg mit dem Dreck!«).

Prosophobie

Angst vor Fortschritt

gr. πρόσω (prósō) »vorwärts, nach vorn zu«

Die Angst vor dem Fortschritt lässt sich schon sehr früh nachweisen, etwa in der biblischen Vorschrift, dass ein Opferaltar aus unbehauenen Steinen errichtet werden soll. Sie hat sich heute verschärft, weil die Menschheit unter Erfindungen (wie der Atombombe) und Umweltveränderungen (wie dem Klimawandel) leidet, deren Gefahren kein nachdenklicher Mensch abstreiten kann. So bestätigt die Entwicklung Freuds Thesen in *Das Unbehagen in der Kultur*. Freud untersucht dort die menschlichen Glücksmöglichkeiten und ihre Einschränkungen durch die Kultur. Er zweifelt am Fortschritt, denn die technischen Prothesen schaffen dem Menschen doch nicht mehr als jenes billige Vergnügen, das man haben kann, wenn man in kalter Nacht ein Bein aus dem Bett streckt. Wenn es recht kalt geworden ist, wird es mit großer Freude und Erleichterung wieder eingezogen. Freud schließt mit einem Bekenntnis zur Kulturkritik, verbunden mit der Unmöglichkeit, die Kultur zu bewerten oder ihre Zukunft zu deuten. »Ich kann ohne Entrüstung den Kritiker anhören, der meint, wenn man die Ziele der Kulturstrebung und die Mittel, deren sie sich bedient, ins Auge fasst, müsse man zu dem Schlusse kommen, die ganze Anstrengung sei nicht der Mühe wert und das Ergebnis könne nur ein Zustand sein, den der Einzelne unerträglich finden muß.« So sinke ihm der Mut, »vor meinen Mitmenschen als Prophet aufzustehen, und ich beuge mich ihrem Vorwurf, daß ich ihnen keinen Trost zu bringen weiß, denn das verlangen sie im Grunde alle, die wildesten Revolutionäre nicht weniger leidenschaftlich als die bravsten Frommgläubigen«. (Freud 1929, GW XIV, S. 505f.)

Psellismophobie

Angst zu stottern

gr. ψελλισμός (psellismós) »das Stammeln, Stottern«

Die Angst vor dem Stottern ist ähnlich der Koprastasophobie und der Pnigophobie eine der sich selbst verstärkenden Ängste: Je mehr sich ein Stotterer fürchtet zu stottern, desto schlimmer wird seine Behinderung. Die menschliche Sprache beruht auf einem angeborenen Fundament und entwickelt sich in einer annehmenden Umwelt wie von selbst. Stottern kann viele Ursachen haben; nicht selten entsteht es aber, weil die Eltern perfektionistisch sind, das Kind nicht ermutigen, ihm keine Freiheit lassen, sondern es sehr viel korrigieren oder gar beschämen und strafen. Dann wird es nicht mehr frei und natürlich sprechen, sondern seine Stimme bremsen, die Wörter nicht finden, über Laute stolpern. Die Störungen werden eher schlimmer, wenn sich die Betroffenen bemühen, sie um jeden Preis zu vermeiden. Oft können Stotterer problemlos singen oder sprechen eine Fremdsprache ohne Stocken.

Psychophobie

Angst vor der Psyche oder Psychologie

gr. ψυχή (psychḗ) »Hauch, Atem, Seele, Gemüt«

Die Psychologie ist eine junge Wissenschaft, die ebenso oft über- wie unterschätzt wird. Psychologen haben keinen Röntgenblick und kein besseres intuitives Verständnis der Psyche eines anderen Menschen als jeder feinfühlige Erwachsene. Sie sind allenfalls in der Lage, Urteile aufzuschieben und alle Möglichkeiten in Betracht zu ziehen, während der Alltagsverstand auf schnelle Lösungen und die Bestätigung eigener Vorurteile zielt. Die Psychophobie äußert sich als Abneigung gegenüber Psychologen, aus der Furcht heraus, »durchschaut« und letztlich entwertet zu werden, weil man nicht so gut oder so intelligent ist, wie man gerne wäre. Psychophobiker erinnern sich, wenn sie einem Psychologen begegnen, sofort an Bekannte, die nach einer Psychotherapie verrückter waren als vorher. Sie sind überzeugt, dass sich alles auf die Erbanlagen zurückführen lässt und Medikamente die einzig sinnvolle Behandlung seelischer Leiden sind.

Pteronophobie

Angst vor Federn oder mit Federn gekitzelt zu werden

gr. πτερόν (pterón) »Feder, Flügel«

Kitzlig sind wir alle; herauszufinden, wie ausgeprägt, ist ein beliebtes Kinderspiel, in dem viel gelacht wird, aber durchaus auch Ängste auftreten. Die Pteronophobie hat aber mit dem gewöhnlichen Kitzeln nicht viel zu tun, eher mit jener Gruppe von »unerträglichen«, durch Mark und Bein gehenden Geräusche oder Empfindungen, die Gemeinsamkeiten haben und doch von verschiedenen Menschen ganz unterschiedlich erlebt werden. Kratzen von

Metall auf Glas empfinden viele als schwer erträglich, vielleicht, weil es an das Geräusch erinnert, wenn wir auf einen Stein beißen. Andere Menschen können keinen Pfirsich anfassen oder eben keine Federn berühren.

Pyrexiophobie

Angst vor Fieber

gr. πυρέσσειν (pyréssein) »fiebern, Fieber haben«
[Febriphobie, lat. febris »Fieber«]

Fieber führt zu eindrucksvollen seelischen Veränderungen, die auch dem gesunden Menschen Anhaltspunkte für eine Psychose vermitteln: Halluzinationen, Wahngedanken – der Unterschied zwischen Realität und Fantasie schwindet. Menschen mit einer Fieberangst fürchten diese Kontrollverluste, ähnlich wie jene Personen, die starke Gefühle meiden, weil sie fürchten, sonst verrückt zu werden.

Pyrophobie

Angst vor Feuer

gr. πῦρ (pȳr) »Feuer«

Feuer ist eine ambivalent erlebte Macht. Freud behauptete, dass der Mensch das Feuer erst zähmen konnte, als die Männer lernten, ihre primitive Lust zu beherrschen, die Glut auszupinkeln. Feuer ist fressend, reißend, unzähmbar; Kinder fürchten sich oft, dass ihr Heim verbrennen könnte.

Radiophobie

Angst vor Strahlung, Röntgenstrahlen

lat. radius »Strahl, Stab, Speiche«

Etwas mehr Radiophobie hätte vielen Pionieren der Röntgendiagnostik das Leben gerettet; heute wundern sich die Studenten über die naive Risikobereitschaft, sich den neuartigen, durchdringenden Strahlen auszusetzen, welche bei diesen Pionieren zu vielen Krebsfällen führten. Die Dosierungen, welche für gut verträglich gehalten werden, sind seit der Entdeckung der Röntgenstrahlen kontinuierlich kleiner eingeschätzt worden. Dank der modernen Möglichkeiten, geringste Strahlenmengen zu verstärken und die Patienten angemessen zu schützen, sind heute die Gefahren einer normalen Röntgendiagnostik kaum mehr größer als die einer Bergwanderung, bei der man (in geringem Maße) der Weltraumstrahlung ausgesetzt ist. Dennoch haben heute sehr viel mehr Menschen Angst vor Röntgenaufnahmen, wohl weil das Bewusstsein für atomare Gefahren gewachsen ist und ständig neu hinzukommende Risiken schlummernde Befürchtungen wecken.

Rhabdophobie

Angst vor körperlicher Bestrafung

gr. ῥάβδος (rhábdos) »Rute, Stab«

Die Ängste im Kontext der Rhabdophobie wirken widersprüchlich, wenn wir den Zauberstab des Varietés oder der *Harry-Potter*-Filme in unser Gedächtnis rufen und uns fragen, was dieser mit der Angst vor Stockschlägen zu tun hat; allenfalls müsste man hier doch fürchten, in einen Frosch oder eine Maus verzaubert zu werden. Doch waren die magischen Stöcke der Zauberer ursprünglich handfeste Knüppel, wie sie jeder Wanderer zur Stütze und zum

Schutz gegen Wölfe, Hunde oder Räuber bei sich trug. Mit eben solchen Stöcken wurden auch Kinder und Sklaven geprügelt; die Angst des Traumatisierten richtet sich dann oft auf das Werkzeug, mit dem ihm Schmerz zugefügt wurde. In der sogenannten »peinlichen Befragung« der mittelalterlichen Gerichtsbarkeit wurden solche Ängst geschürt, indem die Gerichtsknechte dem Verhörten die Folterinstrumente zeigten, der im Angesicht dieser Drohung eine letzte Chance erhielt, sich deren Anwendung durch ein Geständnis zu ersparen.

Rhypophobie

Angst vor Schmutz

gr. ῥύπος (rhýpos) »Schmutz, Unsauberkeit«

Es kann geschehen, dass sich während einer übereifrigen Sauberkeitserziehung (siehe Koprophobie) die Dämonisierung der Exkremente auf alles ausweitet, was diesen nur ähnlich sieht. Ein Beispiel sind Hausfrauen, die jeden Besucher dadurch irritieren, dass sie ihn mit Handfeger und Schaufel verfolgen, um die Schmutzkrümel sofort zu entsorgen, die von seinen Schuhen fallen. Da Schmutz in der Sauberkeitserziehung zum Symbol für alles Schlechte, Verbotene im Körperinneren wird, spricht die Rhypophobie für eine gesteigerte Abwehr von Gefühlen, Wünschen oder Fantasien, die als bedrohlich erlebt werden. Das würde angesichts der Hausfrau, die jeden Tag einige Stunden damit verbringt, die Wohnung blitzsauber zu machen, zu der Vermutung führen, dass sie sich langweilt, Lust auf Abwechslung hätte und diese Wünsche »verputzt«, statt sie auszuleben.

Rhytiphobie

Angst, Falten zu bekommen

gr. ῥυτίς (rhytís) »Falte, Runzel«

Wie glücklich waren die Menschen, als es noch keine guten Spiegel gab! Ein Tümpel, eine Wasserschale, ein blankes Stück Bronze entwarf ein weiches, konturarmes Bild, in das sich hineinlesen ließ, was hineingelesen werden sollte: Du bist die Schönste im ganzen Land! Heute mustern Menschen sich morgens in einem perfekt ausgeleuchteten, womöglich noch vergrößernden Spiegel und prüfen ihr Haut. Im Hintergrund der Rhytiphobie stehen narzisstisch-exhibitionistische Ängste; die betreffenden Personen wünschen Aufmerksamkeit und fürchten diese zugleich. Daher sind sie überzeugt, dass sich jeder Mensch, der ihnen begegnet, vor allem auf ihre Fältchen konzentriert und alles andere gar nicht wahrnimmt.

Samhainophobie

Angst vor Halloween

altir. samain, samuin »keltisches Fest in der Nacht zum 1. November, als Sommerende aufgefasst«

Die Angst vor dem alten keltischen Festbrauch, an dem böse Geister dadurch gebannt werden, dass Kinder (früher Erwachsene) Gespenstermasken tragen, zeigt eine interessante und sehr verbreitete Form der Angstabwehr: Wenn ich jemand anderem die Angst machen kann, die ich selbst habe oder doch fürchte zu bekommen, kann ich mich von dieser Angst befreien. So fangen Männer, die sich davor fürchten, für ein »Weichei«, einen Schwulen gehalten zu werden, Streit mit einem Homosexuellen an, suchen sich Schulklassen einen ängstlichen Sündenbock, den sie für seine Feigheit prügeln und erniedrigen. Die Welt wäre angstärmer, wenn mehr Menschen ihre Ängste akzeptieren könnten; die Samhainophobie mahnt uns, es mit solchen Kompensationen der Ängstlichkeit nicht zu weit zu treiben.

Satanophobie

Angst vor dem Teufel

gr. σατᾶν (satãn) »Widersacher, Satan, Teufel«

Die einzige Entschuldigung für den Teufel ist, dass es ihn nicht gibt. Um ethisches Verhalten zu erreichen, wird in vielen Formen einer sich selbst als christlich missverstehenden Erziehung Kindern und Erwachsenen die Angst vor dem Satan eingepflanzt, der Wankelmütige verführt und Böse bestraft. Das funktioniert sehr schlecht, weil der entstehende Angstüberschuss die Betroffenen entweder krank oder aggressiv macht; »Fundamentalisten« und »Terroristen« schicken dann andere in die Hölle, in welche zu geraten sie fürchten, wenn sie nicht fanatisch alles für ihre eigene Borniertheit tun.

Scabiophobie

Angst vor Krätze

lat. scabiēs »Rauheit, Räude, Krätze, das Jucken«

Krätze ist eine Hauterkrankung, die durch winzige, mit bloßem Auge unsichtbare Milben ausgelöst wird, welche sich in die Haut bohren. Hässlich wird diese dann, weil die Bohrungen jucken, die Opfer sich kratzen und dadurch Entzündungen entstehen. Scabiophobie hat viel mit der Angst zu tun, von Armut und Elend zu sehr berührt zu werden, denn Krätze ist eine typische Erkrankung Armer, die keine Gelegenheit haben, die Milben durch ein Mindestmaß von Hygiene an ihrem Zerstörungswerk zu hindern.

Scelerophobie

Angst vor Einbrechern oder Verbrechern

lat. scelus »Verbrechen, Frevel«

Die Angst vieler Menschen vor dem bösen Eindringling, der von außen kommt und ihren Frieden stört, hängt oft mit Projektionen eigener Aggressionen und/oder Ängsten vor Einsamkeit und Dunkelheit zusammen. Wer in einer Jagdhütte mitten im Wald übernachtet, wird sich oft mehr fürchten, »überfallen« zu werden, als ein Großstadtmensch. Dabei ist diese Gefahr im Wald minimal (kein Einbrecher tapert nachts durch die Bäume), während sie in der Großstadt durchaus realistische Qualitäten hat. Ich behandelte einmal eine Frau, die an heftiger Angst vor Einbrechern litt. Ich glaubte nicht so recht, dass diese wirklich über den Balkon ihrer Wohnung im dritten Stock (wie sie schlaflos fürchtete) einsteigen würden. Tatsächlich verlor sie ihre Angst, als sie begann, sich mit ihrem Partner zu streiten, von dem sie sich bevormundet und unterdrückt fühlte. Sie hatte ihre Wut auf den Partner nach außen, auf den Einbrecher, verschoben.

Scholionophobie

Angst vor der Schule

lat. schola »Lehrstätte, Schule«

Die Schule ist manchmal (wenn ein Kind nicht in den Kindergarten ging) die erste Einrichtung, welche außerhalb der Familie aufgesucht werden muss; sie ist in jedem Fall die erste, in der Kinder in einer Gruppe aufgrund ihrer Leistungen beurteilt werden. Manchmal wird die Schule auch benutzt, um Kindern Angst einzujagen vor dem »Ernst des Lebens«: »Warte nur, wenn du erst in die Schule kommst!« So ist eigentlich die Freude, mit der viele Erstklässler in den Unterricht gehen, erstaunlicher als die Scholionophobie. Von krankhaften Schulängsten sprechen wir erst, wenn ein Kind auch unter liebevoller Führung partout nicht in die Schule gehen will. Die Ursache sind häufig unbewusste Trennungsängste und Selbstgefühlsstörungen der Kinder – wie auch der Eltern.

Selachophobie

Angst vor Haien

gr. σέλαχος (sélachos) »Knorpelfisch«

Wasser ist an sich tausendmal gefährlicher als ein Hai. Nur ganz selten sterben Menschen durch einen Haiangriff, während der Tod durch Ertrinken jeden Sommer viele Opfer fordert. Dennoch lieben die meisten Menschen das Wasser und fürchten sich vor einem Hai, sobald sie seinen Schatten am Horizont sehen, und lange bevor sie beurteilen können, ob es sich (wie höchst wahrscheinlich) um ein harmloses Exemplar oder um einen jener seltenen Menschenfresser handelt, die einen Schwimmer nicht von einer Robbe oder einem großen Fisch unterscheiden.

Selaphobie

Angst vor Lichtblitzen

gr. σέλας (sélas) »Glanz, Strahl«

Die Angst vor Lichtblitzen wurzelt im menschlichen Bedürfnis nach Orientierung, das durch solche Reize gefährdet wird. Schneller Helldunkelwechsel reizt unser Nervensystem so sehr, dass er bei gefährdeten Personen einen epileptischen Anfall auslösen kann. So gibt es den Bericht von einem Kranken, der seinen ersten Anfall hatte, als er an einem Lattenzaun entlanglief, der von der Sonne beschienen war.

Selenophobie

Angst vor dem Mond

gr. σελήνη (selḗnē) »Mond«

Der Einfluss des Mondes auf die Lebensvorgänge ist umstritten und wird wahrscheinlich in den sogenannten Mondkalendern überschätzt. Ausschließen lässt er sich nicht, dazu gibt es zu viele dokumentierte Beobachtungen. Öfter habe ich von Patientinnen gehört, dass sie sich bei Vollmond besonders erregt und auch verwirrt fühlen, sich nach einem erotischen Abenteuer sehnen und gleichzeitig davor fürchten. Ob das einen materiellen Einfluss oder »nur« eine Wirkung auf die menschliche Fantasie ausdrückt, ist für die psychologische Verarbeitung im Sinn einer Angstdynamik ohne Belang. Diese richtet sich gegen sexuelle Triebwünsche und wird den »Mondsüchtigen« bereits in vielen romantischen Erzählungen unterstellt.

Siderodromophobie

Angst vor Zügen, Zugreisen oder Schienen

gr. σίδηρος (sídēros) »Eisen, Stahl«,
gr. δρόμος (drómos) »Lauf, Wettlauf, Rennbahn«

Ängste haben ihre Moden; auch hier verdrängt die weiter gehende Angst ihre Vorgängerinnen. So lange die Eisenbahn das wichtigste, schnellste und gefährlichste Verkehrsmittel war, gehörte die Siderodromophobie an die Spitze der im Reiseverkehr auftretenden Ängste. Man sah in Wartesälen und Abteilen schwitzende, zitternde, ihre Hand in die Hand Mitreisender krallende Angstkranke, von denen ganz zu schweigen, die lieber zu Hause blieben als eine Eisenbahnfahrt zu riskieren. Heute beschäftigt sich niemand mehr mit der Eisenbahnangst. Wer den Zusammenhang von Verkehrsmittel und Angstreaktionen erforschen will, konzentriert sich auf die Flugangst, während die Flugängstlichen selbst mit erleichtertem Aufatmen den ICE besteigen – hier fühlen sie sich sicher.

Sinistrophobie

Angst vor Gegenständen an der linken Seite des Körpers

lat. sinister »links, zur linken Hand«

Siehe Dextrophobie. Das dort Gesagte gilt hier spiegelbildlich.

Sinophobie

Angst vor China, chinesischer Kultur

gr. Σίναι (Sínai) »Chinesen, China«

Volkreich, erfindungsreich, ehrwürdig und inzwischen hochmodern ist China heute. Wie andere gegen ein Volk gerichtete Phobien erweist auch die Sinophobie im Grunde der »gelben Gefahr« Respekt. Ähnlich den Japanern, den Deutschen, den Franzosen, den Russen und den Engländern haben auch die Chinesen ihre Nachbarn so beeindruckt, dass diese sich fürchteten. Solche nationalen Phobien werden gefährlich, wenn sie das politische Urteil trüben und die Bereitschaft des gefürchteten Nachbarn unterschätzen lassen, friedlich zusammenzuarbeiten.

Sitophobie

Angst vor Nahrung

gr. σῖτος (sītos) »Getreide, Speise, Nahrungsmittel«
[Cibophobie, lat. cibus »Speise, Nahrung«]

Die Angst vor Nahrung ist eine typische Luxusangst, in allen Ländern unbekannt, in denen die meisten Menschen immer wieder für kürzere oder längere Zeit Hunger leiden müssen. In den übersättigten Industriegesellschaften gehört sie in den Themenkreis der Essstörungen. Sitophobie tritt vor allem bei jungen Frauen auf, die kindliche Wünsche nach Geborgenheit und Versorgung abwehren. Sie begründen diese Abwehr vor sich selbst als Bestreben, extrem schlank und damit »schön« zu sein, manchmal auch damit, sich durch die Zurücknahme weiblich-mütterlicher Formen von der eigenen Mutter abzusetzen, weil sie ganz gewiss nicht so werden wollen wie diese.

Skiaphobie

Angst vor Schatten

gr. σκιά (skiá) »Schatten, körperlose Gestalten«

Die meisten Menschen fürchten sich eher, wenn es dunkel ist und sie nichts sehen können. Diese an sich gesunde Angst eines Augentiers vor einer Verschlechterung seiner Orientierungsmöglichkeiten läuft in der Skiaphobie sozusagen Amok, schießt über das Ziel hinaus. Das kann damit zusammenhängen, dass in den Schatten, der von unseren Blicken schwer oder gar nicht durchdrungen werden kann, eigene Projektionen angesiedelt werden. Wir bevölkern ihn mit Ungeheuern, die jederzeit aus dem dunklen Grund der Schattenhöhle hervorschießen können, obwohl uns die Vernunft mahnt, den Schatten an und für sich nicht gefährlicher zu finden als das Licht.

Skolekiphobie

Angst vor Würmern

gr. σκώληξ (skṓlēx) »der sich krümmende Wurm, Regenwurm«

Der Wurm hat für unser Erleben eine unheimliche Qualität, weil er wie aus dem Nichts an Orten auftaucht, wo wir ihn weder vermuten noch haben wollen – in der Nuss, im Apfel, in einem Stück Fleisch, dass wir zu lange im Freien liegen ließen. So ist der Wurm zu etwas geworden, das auch den Menschen von innen heraus aufzehren kann; berüchtigt ist der »Gewissenswurm«; eine Kränkung »wurmt uns noch nach Wochen«. Wenn wir sterben und begraben werden, verzehren auch uns die Würmer. So haben wir jeden Grund, sie zu hassen. Und was wir hassen, weckt wiederum Ängste in uns – warum sollten die Würmer nicht ebenso gehässig von uns denken wie wir über sie?

Skoptophobie

Angst, gesehen oder betrachtet zu werden

gr. σκέπτεσθαι (sképtesthai) »umherblicken, sich umschauen«

Wie andere Wünsche kann sich auch der Wunsch nach Aufmerksamkeit in sein Gegenteil verwandeln. Die meisten Menschen haben das Gefühl, eher zu wenig wahrgenommen zu werden. Wenn sie genauer nachdenken, werden sie freilich erkennen, dass es nicht Aufmerksamkeit schlechthin, sondern Anerkennung und Bewunderung sind, die sie vermissen. Wer sich selbst so erlebt, hatte wahrscheinlich Eltern, die ihn angenommen und ihm gut genug vermittelt haben, dass er in seiner Familie erwünscht war. Wer hingegen an einer Skoptophobie leidet, möchte es möglichst vermeiden, dass andere überhaupt auf seine Existenz aufmerksam werden, nicht selten, weil er sich als unerwünschtes Kind fühlte und fürchtete, schlecht behandelt zu werden, wenn seine Vorhandensein nicht mehr ignoriert werden konnte. Das klingt grausam, aber es ist leider sehr viel leichter, schwanger zu werden und zu gebären, als die Verantwortung für ein Kind anzunehmen und zu tragen.

Skotomaphobie

Angst vor Erblindung

gr. σκότος (skótos) »Finsternis, Dunkelheit, Blindheit«

Während in der Skiaphobie der Schatten in der Außenwelt gefürchtet und gemieden wird, richtet sich die Skotomaphobie auf ein inneres Geschehen, das zu Gesichtsfeldeinschränkungen (Skotomen) führt. Es ist äußerst unheimlich zu bemerken, dass ein Teil unserer Wahrnehmungen einfach nicht mehr stattfindet, weil beispielsweise eine Ablösung der Netzhaut oder ein degenerativer Prozess in den lichtempfindlichen Zellen stattgefunden hat. Die Betroffenen fühlen sich orientierungslos und sind sehr verängstigt, weil sie nicht abschätzen können, ob der betreffende Prozess weiter fortschreitet und sie schließlich praktisch blind werden.

Soceraphobie

Angst vor Schwiegereltern

lat. socer »Schwiegervater, Pl. Schwiegereltern«

Jedes moderne Paar ist damit beschäftigt, unterschiedliche Familienkulturen zu verschmelzen. Das ist schwierig genug, denn Liebespaare huldigen oft der Illusion, eine geliebte Person sei von der eigenen nicht mehr unterscheidbar, jeder werde für immer dem anderen alles zu Liebe tun, so wird es nie Differenzen und Probleme geben. Die

Soceraphobie kündigt solche an; sie wird oft erst dann bemerkt, wenn ein gemeinsames Kind den Kontakt zu den Großeltern verstärkt und die Einsicht dämmert, dass die Schwiegereltern doch mehr mit dem Partner zu tun haben, als man das wahrhaben wollte. In der Soceraphobie werden sie zum abgelehnten, mit Aggressionen besetzten Aspekt des Partners und entsprechend gefürchtet.

Sophophobie

Angst vor dem Lernen

gr. σοφός (sophós) »kundig, gelehrt, schlau«

Uns allen ist während der Schulzeit eingebläut worden, dass wir uns fürchten sollen, etwas nicht zu wissen, und stolz sein dürfen, wenn wir etwas wissen. So kann man, wenn man den Versprechungen der Quizsendungen vertraut, sogar Millionär werden.

Die Sophophobie enthält eine andere Botschaft, die wir vielleicht ernst nehmen sollten. Es ist oft besser, nichts zu wissen und sich vor zu großer Klugheit zu fürchten. Besserwisser, Naseweise, Altkluge sind nicht beliebt. Unwissenheit taucht gerade in Liebesbeziehungen so manchen Grenzbereich in einen freundlichen Nebel, in dem jeder findet, was ihn bei Laune hält; wer diesen Nebel mit seinen Geistesblitzen durchdringt, sollte sich nicht wundern, wenn ihm nicht gefällt, was er jetzt scharf ins Auge fassen muss.

Soteriophobie

Angst, von anderen abhängig zu sein

gr. σωτήρ (sōtḗr) »Retter, Erhalter«

Menschen, welche die Helfer- und Retterrolle spielen müssen (wir nennen das ein »Helfersyndrom«), wehren auf diese Weise Ängste ab, selbst schwach, auf Hilfe angewiesen und abhängig zu sein. Wer lieber gibt als zu nehmen, wer lieber andere auf sich angewiesen fühlt als sich selbst bedürftig, der wehrt häufig frühere Verletzungen ab, in denen er sich besonders liebesbedürftig und abhängig fühlte, aber enttäuscht wurde. Um solche Enttäuschungen zu vermeiden, macht er jetzt andere von sich abhängig, bemüht sich aber, beispielsweise eine bessere Mutter zu sein als die, welche er selbst erlebt hat. Eine Gefahr der Soteriophobie: Da die Betroffenen unbedingt vermeiden wollen, abhängig zu werden, suchen sie keine Hilfe, wenn sie diese brauchen.

Soziophobie

Angst vor der Gesellschaft oder Menschen im Allgemeinen

lat. socius »gemeinsam«

Oberbegriff für die Fülle der Ängste, welche in früheren Beziehungserfahrungen wurzeln und sich angesichts anderer Menschen aktualisieren. Die wichtigste Variante ist eine allgemeine soziale Vermeidungshaltung, welche dazu führen kann, dass begabte und kreative Menschen niemals den Erfolg haben, den sie haben könnten, weil sie nicht fähig sind, andere auf sich aufmerksam zu machen, sie anzurufen, sie anzusprechen, ihr Talent zu zeigen, um Möglichkeiten der Zusammenarbeit zu entwickeln.

Thomas Meinecke, *Kleine Angst* »

Die Angst, mein Gegenüber nicht zu erkennen: Nicht wiederzuerkennen. (Namen vergessen. Gesicht vergessen.) »Wo haben wir uns zuletzt getroffen?« (Rekontextualisierungsproblem.) Wie erklärt sich dann aber der relativ häufige gegenläufige Fall, dass ich, wenn ich jemanden auf der Straße schon von Weitem erkenne, gern die Straßenseite wechsle, bevor mich dieser andere auch seinerseits wahrgenommen, erkannt hat? (Bin schon in dunklen Hauseingängen verschwunden.) Was ist das für eine Angst? Wovor? Wo kommt sie her?

Spectrophobie

Angst vor Gespenstern

lat. spectrum »in der Vorstellung bestehendes Bild, Erscheinung«

Die Angst vor Gespenstern hängt auch damit zusammen, dass etwas sichtbar wird, das es eigentlich nicht gibt; der Ausdruck Spectrophobie legt die Verwandtschaft mit dem Spektrum des Lichts nahe, in dem es ebenfalls sichtbare und unsichtbare Strahlen gibt. Während wir hier exakt wissen, was wir sehen und was wir nicht sehen, unterscheidet den Geisterseher von anderen Menschen, dass er dort etwas sieht, wo andere allenfalls glauben, dass es etwas geben müsste, wie die Geister der Toten, die er in seiner Erinnerung fortleben fühlt.

Spermatophobie

Angst vor Sperma

gr. σπέρμα (spérma) »Same, Saat«

Die Angst vor dem männlichen Samen hängt damit zusammen, dass winzige Ursachen große Wirkungen entfalten können: eine unsichtbare Samenzelle am unerwünschten Ort, ein Kind entsteht, ein Leben verändert sich. Manchen Paaren, die unbedingt schwanger werden wollen, gelingt nicht, was bei anderen heftige Ängste auslöst; haben diese doch gemeint, alles zu tun, um einer Schwangerschaft vorzubeugen, und jetzt ist sie doch da. In anderen Fällen entwickeln Frauen eine derartige Antipathie gegen den Geruch von Sperma und die Vorstellung, damit in Kontakt zu kommen, dass sie die Freude an der (Hetero-)Sexualität verlieren. Männer reagieren manchmal so phobisch auf die Möglichkeit, ein Kind zu zeugen, dass sie sich sterilisieren lassen und später, wenn sich ihre Ängste ändern, komplizierte Eingriffe an sich durchführen lassen, um die Sterilisation rückgängig zu machen.

Spheksophobie

Angst vor Wespen

gr. σφήξ (sphē̂x) »Wespe, Hornisse«

Wespen sind für eine kleine Gruppe von Personen hochgefährlich, welche auf einen Insektenstich mit einem allergischen Schock reagieren. Alle Anwesenden tun dann gut daran, Ruhe zu bewahren und die Quälgeister vom süßen Saft kosten zu lassen, denn Wespen greifen einen Menschen nicht an, der ihnen keine Angst macht. Wer hektisch fuchtelt oder versucht, sie mit einer Kuchengabel zu erstechen, inszeniert die Erfüllung seiner Ängste und wird unter Umständen tatsächlich gestochen.

Staurophobie

Angst vor Kreuzen und Kruzifixen

gr. σταυρός (staurós) »Kreuz, Pfahl«

Wer im Christentum groß geworden ist, wundert sich weit weniger als Angehörige anderer Kulturen über die Begeisterung, mit der Christen einen gefolterten, schmerzgepeinigten Mann an einem Kreuz betrachten. Die Angst vor dem Kruzifix geht aber weit über dieses Staunen hinaus angesichts einer (wie solche Betrachter oft denken) sadomasochistischen Qualität solcher Bilder. Sie beruht auf negativen Erlebnissen im Zusammenhang mit einer auf Schuld- und Schamgefühlen aufgebauten »christlichen« Erziehung, in der die Leidensbereitschaft Jesu in direkten Zusammenhang mit der Bequemlichkeit und Lustsuche eines Kindes gebracht wurde. Kein Wunder, dass dieses Kind als Erwachsener das Kruzifix nicht mehr um sich haben mag.

Stenophobie

Angst vor Enge

gr. στενός (stenós) »eng, schmal«

Die Angst vor Enge gehört wohl zu einem Angstpaar; etymologisch hängen »Angst« und »Enge« zusammen. »Angst« leitet sich aus dem indogermanischen »angu« für »eng, bedrückend« ab. Innere Spannungen entstehen, wenn eine Person zu lange an dem einen oder dem anderen Pol verharrt. Wer tagsüber durch die Wüste wandert, wird am Abend gerne einen Platz zwischen Felsen oder unter einem Busch wählen; wer lange Zeit in einer engen Studierstube hockt, dem fällt schließlich »die Decke auf den Kopf« (was ein Extrem der Beengung ausdrückt); er muss hinaus, in die freie Landschaft. Da in einer großstädtischen

Gesellschaft die meisten Menschen mehr in Engen als in Weiten leben, ist die Stenophobie wohl auch häufiger und wichtiger geworden als die Angst vor Grenzenlosigkeit, vor weiten Räumen (siehe Agoraphobie, Apeirophobie). Es kommt natürlich auch vor, dass jemand zwar nicht weiß, wo er hin möchte – aber genau weiß, dass er nicht mehr hier bleiben kann.

» Hunter S. Thompson, *The Rum Diary*

Schließlich kam ich auf den Gedanken, dass der wahre Grund, warum diese Leute ihre Insel verließen, im Wesentlichen der gleiche war, weswegen ich aus St. Louis abgehauen war, mein Studium abgebrochen und all die Dinge zum Teufel gewünscht hatte, die man von mir erwartete, zu denen ich verpflichtet war, die ich unter allen Umständen zu verteidigen hatte. Und ich fragte mich, wie ich selbst wohl geklungen hätte, wenn mich jemand am Tag meiner Abreise nach New York am Lambert-Flughafen interviewt hätte – als ich dastand mit zwei Koffern in der Hand, dreihundert Dollar und einem Umschlag mit meinen bisherigen Artikeln für eine Army-Zeitung.

»Sagen Sie, Mr. Kemp, warum wollen Sie eigentlich weg von St. Louis, wo Ihre Familie seit mehreren Generationen lebt, wo Sie mühelos eine Nische für sich und Ihre Kinder finden würden und Ihren Lebensabend in Frieden und Sicherheit verbringen könnten?«

»Also, sehen Sie, äh, ich ... na ja ... ich habe so ein komisches Gefühl. Ich ... äh ... ich sitze hier und schaue mich so um, und dann bekomme ich einfach Lust, hier rauszukommen, verstehen Sie? Ich will abhauen.«

»Mr. Kemp, Sie wirken wie ein vernünftiger Mensch –

was kann so schlimm sein an St. Louis, dass Sie gleich davonlaufen möchten? Ich will ja nicht aufdringlich sein, sehen Sie, ich bin ja nur ein Reporter, und ich selbst komme aus Tallahassee, man hat mich eben hierhergeschickt, damit ich –«

»Sicher. Ich würde Ihnen nur zu gerne ... äh ... wissen Sie, ich würde Ihnen gern vermitteln können ... äh ... vielleicht sollte ich es so sagen: Es fühlt sich so an, als würde mir jemand einen Gummisack überziehen ... rein symbolisch, Sie verstehen ... die Ignoranz der korrupten Väter, von der die Söhne heimgesucht werden ... Können Sie damit etwas anfangen?«

»Nun ja, sehr witzig, ich glaube, ich weiß, worauf Sie hinauswollen, Mr. Kemp. Bei uns in Tallahassee war es ein Baumwollsack, aber ich schätze, er war ungefähr so groß wie der, von dem Sie sprechen und –«

»Oh ja, es geht um diesen verdammten Sack – und deshalb verschwinde ich lieber von hier, und ich glaube, ich werde ... äh ...«

»Mr. Kemp, ich wünschte, ich könnte Ihnen sagen, wie sehr ich mit Ihnen fühle, aber verstehen Sie, wenn ich nach Hause komme mit einer Geschichte über einen Gummisack, dann heißt es, dass sie unbrauchbar ist, und wahrscheinlich werde ich entlassen. Ich will Sie ja nicht drängen, aber Sie werden mir doch sicher etwas Konkretes sagen können. Ich meine – gibt es vielleicht nicht genügend Aufstiegsmöglichkeiten für junge, dynamische Menschen? Wird St. Louis seiner Verantwortung gegenüber der Jugend nicht gerecht? Ist unsere Gesellschaft womöglich nicht flexibel genug für junge Leute mit Ideen? Sie können ganz offen mit mir darüber reden, Mr. Kemp – woran liegt es?«

»Also, mein Lieber, natürlich will ich Ihnen helfen.

Beim Himmel, natürlich will ich nicht, dass Sie ohne Geschichte dastehen und gefeuert werden. Ich weiß ja, wie das ist – bin ja selbst Journalist, wissen Sie – aber ... also ... Ich bekomme DIE ANGST ... können Sie das verwenden? ST. LOUIS VERSETZT JUNGE MENSCHEN IN ANGST – keine schlechte Schlagzeile, oder?«

»Kommen Sie schon, Kemp, Sie wissen doch, dass ich damit nichts anfangen kann – GUMMISÄCKE; DIE ANGST.«

»Verflucht noch mal, ich sag Ihnen doch, es ist die Angst vor dem Sack. Sagen Sie Ihren Kollegen einfach, Kemp flieht aus St. Louis, weil er den Verdacht hat, dass dieser Sack mit schrecklichen Dingen gefüllt ist, und er möchte da eben nicht reingesteckt werden; er spürt das alles schon von Weitem. Dieser Kemp ist kein Vorzeigejugendlicher. Er ist mit zwei WCs und einem Fußball aufgewachsen, aber irgendwann muss was schiefgelaufen sein. Alles, was er jetzt wirklich will, ist RAUS, ABHAUEN. Da kann er jetzt mal drauf scheißen, auf St. Louis und seine Freunde und seine Familie und auf alles andere auch ... er will einfach nur einen Platz finden, wo er atmen kann ... kommen wir damit hin?«

»Also, äh, ja Kemp, Sie klingen ein bisschen hysterisch. Ich weiß wirklich nicht, ob aus der Geschichte mit Ihnen etwas wird.«

»Dann verpissen Sie sich einfach. Lassen Sie mich vorbei. Mein Flug wird gerade aufgerufen. Hören Sie die Stimme? Hören Sie?«

Symbolophobie

Angst vor Symbolen

gr. σύμβολον (sýmbolon) »Übereinkunft, Zeichen, Kennzeichen«

Während manche Menschen poetische Anspielungen und Symbole lieben, empfinden andere Abscheu angesichts solcher indirekten und unscharfen Versuche, wesentliche Wahrheiten bildhaft zu fassen, Vieldeutigkeiten nicht zu bekämpfen, sondern zu genießen. Dahinter kann ein gesteigertes, rationales Kontrollbedürfnis stehen. Was nicht durchsichtig und allgemein verständlich ist, wird durch die Symbolophobie abgewehrt und dadurch die Orientierung der betreffenden Personen scheinbar gesichert. Motto: Lieber langweilig als chaotisch!

Symmetrophobie

Angst vor Symmetrie

gr. συμμετρία (symmetría) »richtiges Verhältnis, Ebenmaß«

In der Kriminalserie *Monk* um einen zwangskranken Detektiv kann der Held keine Asymmetrie ertragen; so rückt er etwa schief hängende Bilder zurecht oder legt kreuz und quer liegende Stifte ordentlich parallel. Die Symmetrophobie entfaltet sich in der entgegengesetzten Richtung; sie empfindet Symmetrie als gefährlich, als Zeichen tödlicher Erstarrung. Es gibt künstlerische Stile wie Rokoko und Jugendstil, bei denen Symmetrophobie ausgeprägt ist; in der belebten Natur ist Symmetrie zwar weit verbreitet, jedoch häufig nicht spiegelbildlich exakt.

Syngenesophobie

Angst vor Verwandten

gr. συγγενής (syngenḗs) »vom gleichen Geschlecht stammend, verwandt, Verwandter«

Karl Kraus, der davon sprach, dass das Wort »Familienbande« wörtlich aufzufassen sei, muss die Syngenesophobie gekannt haben. Da Familienangehörige dazu erzogen werden, sich einander nahe zu fühlen und gegenseitig zu unterstützen, müssen die in allen engen emotionalen Beziehungen auftretenden Ambivalenzen (hier der Hassanteil in einer Liebesbeziehung) kontrolliert und unerwünschte Komponenten unterdrückt werden. Das geht umso besser, je weniger man mit den betreffenden Familienmitgliedern zu tun hat; daher entfaltet die Syngenesophobie vor Familienfeiern besondere Macht.

Tachophobie

Angst vor Geschwindigkeit

gr. τάχος (táchos) »Schnelligkeit, Eile«

Die Tachophobie hat in historischen Zeiten deutlich abgenommen; zur Zeit der ersten Eisenbahnen behaupteten manche Ärzte, der Mensch würde nervöse Schäden erleiden, wenn er mit einem Tempo fortbewegt werde, das mehr als vierzig Stundenkilometer betrage. Das Problem der mobilen Gesellschaft ist eher die Tachophilie, der Geschwindigkeitsrausch, der gewiss auch gefährlicher ist als die Tachophobie, denn überhöhtes Tempo ist eine der häufigeren Unfallursachen. Wurzel der Tachophobie ist die Angst vor einem Zusammenbruch der Orientierung; wer sich sehr schnell bewegt, entwickelt das Gefühl, er selbst oder der Pilot des Fahrzeugs habe dieses nicht mehr im Griff.

Taphophobie

Angst, lebendig begraben zu werden

gr. τάφος (táphos) »Begräbnis, Grab«

Die Angst, lebendig begraben zu werden, ist verbreitet und steht für die Unsicherheit und das Grauen, welche für Lebende der Tod darstellt. Solche Ängste lassen sich nur unvollkommen bannen. Die Todesangst kann sich mit einer verborgenen Klaustrophobie verbinden und zur Zwangsvorstellung führen, man könnte lebendig begraben werden und müsste dann sozusagen einen zweiten Tod in einem Sarg erleiden, aus dem niemand die Lebenszeichen des Scheintoten hört. Um solche Ängste zu bannen, boten früher manche Totengräber an, einen Klingelzug in den Sarg zu legen; in anderen Fällen führten Ärzte einen Herzstich durch, um sicherzustellen, dass im Sarg tatsächlich eine Leiche lag.

Tapinophobie

Angst, eine ansteckende Krankheit zu haben

gr. ταπεινός (tapeinós) »niedrig, gering, schwach, demütig«

Die Angst, andere mit einer Krankheit zu infizieren, kann sehr hartnäckig sein, vor allem angesichts von Geschlechtskrankheiten. Von einer Tapinophobie sollten wir nur sprechen, wenn der Betreffende körperlich gesund ist. Die Ansteckungsangst steht dann für eine unbewusste Ambivalenz. Die Betroffenen würden gerne mehr Geschlechtspartner oder mehr soziale Geltung haben. Sie würden am liebsten die ganze Welt infizieren und fürchten sich gleichzeitig vor ihrer Größenfantasie. So strafen sie sich für ihre imaginären Eroberungen mit dem Gedanken, dann als böse und Unheil bringend zu gelten.

Technophobie

Angst vor Technik

gr. τέχνη (téchnē) »Handwerk, Kunst«

Wir fürchten eine Technik dann, wenn wir sie weder durchschauen noch beherrschen und diese Tatsache nicht verdrängen oder verleugnen können. So dürften die meisten Formen der Technophobie eher auf eine Schwäche der Abwehrmechanismen zurückzuführen sein als auf die Technik selbst, die inzwischen für die meisten Menschen weitgehend undurchschaubar geworden ist: Wer versteht schon, was in einem Laptop, einer Videokamera oder einem Automobil vor sich geht – oder im mobilen Telefon, das ein genauso alltägliches wie intimes Instrument ist.

Teleophobie

Angst, ein Ziel zu erreichen

gr. τέλεος (téleos) »vollendend, Erfüllung bringend, vollendet, endgültig«

Der an einer seelischen Oberfläche mächtigen Strömung, dass es gut sei, Ziele zu erreichen, wirkt eine Tiefenströmung entgegen, welche genau das fürchtet und zu vermeiden sucht. Wenn du jemand so richtig unglücklich machen willst, sagt diese Strömung, dann sorge dafür, dass er erreicht, was er schon immer wollte, und plötzlich in die Leere stürzt, die dadurch entsteht, dass keine Wünsche mehr übrig sind und der Weg nach allen Seiten nur noch abwärts zu gehen scheint. Das mag übertrieben sein, hat aber einen wahren Kern. Dessen psychologischer Hintergrund sind unbewusste Schuldgefühle, welche beispielsweise das Thema des »Neides der Götter« auf das übermäßige Glück eines Sterblichen andeutet.

Telephonophobie

Angst vor Telefonen

gr. τῆλε (tēle) »fern, weit«,
gr. φωνή (phōnḗ) »Laut, Ton, Stimme, Sprache«

Man kann zwischen harten und weichen Formen der Kommunikation unterscheiden: Die harten erzwingen Aufmerksamkeit, die weichen lassen dem Empfänger die Wahl, sich auf eine Botschaft einzulassen oder sie zu ignorieren. Das Telefon gehört zu den harten Kommunikationsmitteln; wer einmal »verbunden« ist, kann sich nicht ohne ein Maß an Aggression entziehen, das gutmütigen Personen nicht zur Verfügung steht. Weil das Telefon in die Sphäre eines anderen Menschen eindringt, aber auch weil es die Betroffenen in einem »schwachen« Augenblick zu verräterischen Aussagen zwingen könnte, vermeiden Telephonophobiker Anrufe, so lange sie es können, und lassen sich auch nicht anrufen, weil sie fürchten, mit jemandem zu sprechen, den sie nicht sehen und dessen Wohlwollen sie sich nicht versichern können. Sie lassen andere den Hörer abnehmen, rufen nirgends an und wünschen sich in eine Zeit zurück, in der man sich entweder Briefe schrieb oder persönlich traf.

Teratophobie

Angst, ein missgebildetes Kind zu bekommen

gr. τέρας (téras) »Götterzeichen, Wunder, Schreckbild, Ungeheuer«

Die Teratophobie kulminierte in den Sechzigerjahren, als sich herausstellte, dass ein damals viel verwendetes Schlafmittel (Contergan) schwangere Frauen Kinder gebären ließ, denen Gliedmaßen fehlten. Dieser unheimliche und zunächst von dem Hersteller des Mittels verleugnete

Zusammenhang steigerte die latent bei vielen Schwangeren vorhandene Angst, ein missgebildetes Kind zu gebären. Man sollte darüber hinaus aber auch fragen, weshalb missgebildete Menschen Ängste auslösen. Diese hängen damit zusammen, dass sie unsere Vorstellung von einem idealen Selbst bedrohen. Menschen können wohl nur durch bewusste ethische Leistung vermeiden, ähnlich primitiv auf Missbildungen zu reagieren wie Hühner, die nach dem hinkenden Artgenossen öfter hacken als nach einem, der sich normal bewegt.

Testophobie

Angst vor Prüfungen

engl. test »Prüfung«

Prüfungsangst ist weit verbreitet, tarnt sich allerdings oft als Angst, nicht genug gelernt zu haben und deshalb nicht in die Prüfung gehen zu können. Wenn mit diesem Argument jahrelang Prüfungen vermieden werden, wächst die Angst, wie immer, wenn Menschen versuchen, Ängste durch Vermeidungen zu bekämpfen. Prüfungsängste können unterschiedliche Ursachen haben; häufig drücken sie Angst vor dem Schritt aus, der durch die Prüfung symbolisiert wird. Der Testophobiker ist der erste Akademiker in seiner Familie, er fürchtet, den Kontakt zu seiner bisherigen sozialen Umwelt zu verlieren; er hat das betreffende Studium nicht aus freien Stücken gewählt, sondern fühlte sich dazu gezwungen und möchte jetzt nicht endgültig auf eine Bahn geraten, die nicht seine eigene ist. Alle diese Konflikte führen nur dann zur Testophobie, wenn sie nicht bewusst sind; wenn sie aber bewusst werden, heißt das noch lange nicht, dass die Betroffenen jetzt entspannt zur Prüfung gehen. Denn etwas Angst ist in solchen Situationen normal und an sich für die Leistung auch günstig. Nur das Übermaß schadet.

Tetanophobie

Angst vor Wundstarrkrampf

Med. Tetanus »Wundstarrkrampf«,
gr. τέτανος (tétanos) »Krampf«

In der Ära vor den Antibiotika, an die sich in Europa nur ältere Menschen erinnern können, wurde die Tetanophobie Kindern mit den besten Absichten beigebracht: Wenn du dich mit einem rostigen Nagel stichst, wenn Schmutz in die Wunde kommt, wirst du an Blutvergiftung oder Wundstarrkrampf sterben. Tetanus war dabei das unheimlichere Leiden, weil der Erreger durch kleinste Wunden eindringen und unter Luftabschluss sein unheilvolles Wirken entfalten konnte. Heute sind die meisten Kinder gegen den Wundstarrkrampf geimpft; die Infektion ist sehr selten geworden, entsprechend auch die Phobie.

Textophobie

Angst vor Stoffen

lat. textum »Gewebe, Geflecht«

Der Stoff, mit dem wir uns bekleiden, ist wie eine zweite Haut. Entsprechend hoch sind die Ansprüche. Wo sie nicht erfüllt werden, können Phobien entstehen, vor allem dann, wenn Kinder einen bestimmten Stoff tragen müssen, weil die Eltern das richtig finden. Hautähnlich glatte Stoffe wie Latex oder Nappaleder wirken auf manche Männer und Frauen erotisierend, auf andere abstoßend. Wolle oder Samt können ein Gefühl der Wärme und des Kuscheligen auslösen, oder aber als kratzig und unangenehm erlebt werden.

Im Ausschnitt aus einer Fallgeschichte wird die Textophobie in einem Zusammenhang deutlich.

»Ninas Vater war ein harter Mann, Kranführer vom Beruf, vor der Ehe Soldat und wie die Mutter aus Ostpreußen vertrieben. Nina war das einzige Kind, die Familie lebte, seit sie sich erinnert, in einer Reihenhaussiedlung. Die Mutter fürchtete das Urteil der Nachbarn und arbeitete ständig im Haushalt oder strickte für Nina Pullover, Mützen, Hosen, ganze Kleider. Nina hasste diese handgemachten Sachen und beneidete ihre Mitschülerinnen, die Bleyle-Kostüme trugen. Sie fand das Essen nicht gut, das die Mutter zubereitete; der Vater kämpfte mit Schlägen gegen ihren Trotz. ›Einmal nahm er mir den Teller weg, den würde er jetzt einem anderen Kind geben, das dankbar sei, etwas zu essen zu bekommen!‹

Wenn Nina von dieser Kindheit erzählt, scheint sich ihre Stimmung zu verdüstern. Ihr emotionaler Ausdruck verändert sich. Sie wird starr, eng, ernst; das fällt besonders auf, weil sich diese Reproduktion ihrer Beziehung zu Mutter und Vater von dem aktuellen Kontakt unterscheidet.

Nina wirkt locker, zugewandt, feinfühlig, offen für einen Dialog; sie ist bald heiter, bald ernst, je nachdem, welche Richtung das Gespräch einschlägt, immer aber eifrig bemüht, die Zuneigung und die Aufmerksamkeit ihres Gegenübers zu gewinnen. So lange sie sich mit mir über ihre Arbeit, einen Brief der Krankenkasse, eine Urlaubsreise unterhält, ist sie durchweg fähig und oft auch selbst aktiv, dem Geschehen einen humorvollen Aspekt abzugewinnen. Sobald sie ihre Eltern erwähnt, wird sie ernst, freudlos, eine gekränkte Wut schwingt in ihrer Erzählung mit. Sie scheint keine Möglichkeit zu sehen, ihren eigenen Standpunkt zu verändern, sich in ihre Eltern einzufühlen, sich von diesen zu distanzieren, ihre Motive zu beurteilen. Es scheint ihr ausschließlich darum zu gehen, den Gesprächspartner zu bewegen, ihre Sicht zu übernehmen. Die Zuschreibungen von böse und unschuldig, von Täter und Opfer sind definitiv.« (Aus: W. Schmidbauer, *Mobbing in der Liebe*, 2007)

Thalassophobie

Angst vor dem Meer

gr. θάλασσα (thálassa) »Meer, See«

Wer die überfüllten Strände am Mittelmeer betrachtet, kann nicht recht an die Thalassophobie glauben. Aber das Meer ist nicht nur verlockend schön, sondern auch gefährlich. Die Angst, im Meer zu baden, drückt ein gesteigertes Kontrollbedürfnis aus, das sich oft bei Traumatisierten findet. Was grenzenlos ist und unergründlich, löst heftige Ängste aus, die in einem überschaubaren, mit gechlortem, gefiltertem, bis auf den Grund durchsichtigen Wasser nicht auftreten.

Thanatophobie

Angst vor dem Tod

gr. θάνατος (thánatos) »Tod«

Die Angst vor dem Tod ist eine menschlich Urangst, in zahlreichen Texten beschrieben und doch paradox, worauf zuerst der antike Philosoph Epikur hingewiesen hat. Er sagt sinngemäß, es sei nicht vernünftig, sich vor dem Tod zu fürchten, denn wir könnten ihm nie begegnen – solange ich da bin, ist der Tod nicht da; wenn aber der Tod da ist, bin ich nicht mehr da. Eine genauere Analyse zeigt, dass auch die Todesangst Verlustangst ist. Wenn wir uns vor dem Tod fürchten, fürchten wir immer auch, die Menschen zu verlieren, an denen wir hängen – und wir fürchten, uns selbst zu verlieren, ein Wesen, das uns keineswegs gleichgültig ist. Wir waren meist schon einmal traurig, vielleicht auch enttäuscht und wütend, das eine uns teure Person gestorben ist; diese Gefühle fürchten wir auch, durch unser Hinscheiden auszulösen, wobei die fehlende Zeitperspektive des Unbewussten dazu führt, dass sich beide Vorstellungen wie die Rohre eines Teleskops ineinanderschieben. In Wahrheit müssen wir den Kummer und den Ärger der Zurückgelassenen nicht fürchten, weil wir dann ja nicht mehr da sind.

» Karl Philipp Moritz, *Anton Reiser*

Es war eines Abends in der Dämmerung, da Lobenstein in einem dunklen abgelegenen Gemache sich eines warmen Kräuterbades bediente, wobei ihm Anton zur Hand sein mußte. Da er nun in diesem Bade schwitzte und große Angst ausstund, so sagte er zu Anton mit einer Stimme, die ihm durch Mark und Beine drang: Anton! Anton! hüte dich vor der Hölle! – und dabei sah er starr in eine Ecke hin.

Anton zitterte bei diesen Worten, ein plötzlicher Schauder lief ihm durch den ganzen Körper. Alle Schrecken des Todes überfielen ihn – denn er zweifelte nicht im geringsten, daß Lobenstein in diesem Augenblick eine Erscheinung gehabt habe, wodurch ihm Antons Tod angedeutet sei; und das habe ihn zu dem fürchterlichen Ausruf: Hüte, ach! hüte dich vor der Hölle! bewogen.

Lobenstein stieg nach diesem Ausruf plötzlich aus dem Bade, und Anton mußte ihn zu seiner Kammer leuchten.

Mit bebenden Knien ging er vor ihm her: und Lobenstein schien ihm blasser als der Tod auszusehen, da er von ihm wegging.

Ist nun je mit wahrer Andacht und Heftigkeit zu Gott gebetet worden, so geschahe es itzt von Anton, sobald er allein war; er warf sich in einem Verschlag bei der Werkstätte nicht auf die Knie, sondern aufs Angesicht nieder und flehte zu Gott und bat ihn, wie ein Missetäter, über den schon der Stab gebrochen ist, um sein Leben – nur um eine Frist zur Bekehrung, wenn er ja sterben solle – denn ihm fiel ein, daß er mehr als zwanzigmal auf der Straße gelaufen, gesprungen und mutwillig gelacht hatte – und nun lagen alle die Qualen der Hölle auf ihm, welche er dafür ewig würde erdulden müssen. – Hüte, ach hüte dich vor der Hölle! gellte noch immer in seinen Ohren, als ob ein Geist aus dem Grabe ihm diese Worte zugerufen hätte – und er fuhr fort eine volle Stunde nacheinander zu beten und würde die ganze Nacht nicht aufgehört haben, wenn er keine Linderung seiner Angst verspürt hätte; – aber so wie seine Brust einen ängstlichen Seufzer nach dem andern ausstieß und endlich seine Tränen flossen, schien es ihm, als sei ihm von Gott Erhörung seiner Bitte gewährt – der nun lieber, wie dort bei den Niniviten, einen Propheten wolle zuschanden werden lassen, als daß er eine Seele verderben ließe. – Anton hatte sein Fieber weggebetet, worin er wahrscheinlich wieder zurückgefallen sein würde, wenn seine empörten Geister nicht diesen Ausweg gefunden hätten. – So heilt oft eine Schwärmerei, eine Tollheit die andere – die Teufel werden ausgetrieben durch Beelzebub.

Anton wurde nach dieser Ermattung durch einen ruhigen Schlaf erquickt und stand am andern Morgen wieder gesund auf – aber der Gedanke an den Tod erwachte wieder mit ihm – höchstens glaubte er, sei ihm eine kleine

Frist zur Bekehrung gegeben, und nun müsse er sehr eilen, wenn er noch seine Seele retten wolle.

Das tat er denn auch, so sehr er konnte; er betete des Tages unzähligemal in einem Winkel auf seinen Knien und erträumete sich zuletzt dadurch eine feste Überzeugung von der göttlichen Gnade und eine solche Heiterkeit der Seele, daß er sich oft schon im Himmel glaubte und sich nun manchmal den Tod wünschte, ehe er wieder von diesem guten Wege abkommen möchte.

Aber es konnte nicht fehlen, daß bei allen diesen Ausschweifungen seiner Phantasie die Natur ihren Zeitpunkt wahrnahm, wo sie wieder zurückkehrte – und dann die natürliche Liebe zum Leben um des Lebens willen in Antons Seele wieder erwachte. – Dann war ihm freilich der Gedanke an seinen bevorstehenden Tod sehr etwas Trauriges und Unangenehmes, und er betrachtete diese Augenblicke als solche, wo er wieder aus der göttlichen Gnade gefallen sei, und geriet darüber in neue Angst, weil es ihm nicht möglich war, die Stimme der Natur in sich zu unterdrücken.

Jetzt empfand er doppelt alle die traurigen Folgen des Aberglaubens, der ihm von seiner frühesten Kindheit an eingeflößet war – seine Leiden konnte man im eigentlichen Verstande die Leiden der Einbildungskraft nennen – sie waren für ihn doch würkliche Leiden, sie raubten ihm die Freuden seiner Jugend.

Von seiner Mutter wußte er, es sei ein sicheres Zeichen des nahen Todes, wenn einem beim Waschen die Hände nicht mehr rauchen – nun sahe er sich sterben, so oft er sich die Hände wusch. – Er hatte gehört, wenn ein Hund im Hause mit der Schnauze zur Erde gekehrt heule, so wittre er den Tod eines Menschen; – nun prophezeite ihm jedes Hundegeheul seinen Tod. – Wenn sogar ein Huhn wie ein

Hahn krähete, so war das ein untrügliches Zeichen, daß bald jemand im Hause sterben würde – und nun ging hier gerade ein solches unglückweissagendes Huhn auf dem Hofe herum, welches beständig auf eine unnatürliche Weise wie ein Hahn krähte. – Für Anton klang keine Totenglocke so fürchterlich als dieses Krähen; und dieses Huhn hat ihm mehr trübe Stunden in seinem Leben gemacht als irgendeine Widerwärtigkeit, die er sonst erlitten hat.

Oft schöpfte er wieder Trost und Hoffnung zum Leben, wenn das Huhn einige Tage schwieg – sobald es sich dann wieder hören ließ, waren alle seine schönen Hoffnungen und Entwürfe plötzlich gescheitert.

Da er nun so schon mit lauter Todesgedanken umging, fügte es sich, daß er das erstemal nach seiner Krankheit wieder zu dem Pastor Paulmann in die Kirche kam. Dieser stand schon auf der Kanzel und predigte über – den Tod.

Das war für Anton ein Donnerschlag; denn da er nun einmal gelernet hatte, nach dem, was ihm von einer besondern göttlichen Führung in den Kopf gesetzt war, alles auf sich zu beziehen – wem anders als ihm sollte nun wohl die Predigt vom Tode gehalten werden? – Mit nicht mehr Herzensangst kann ein Missetäter sein Todesurteil anhören als Anton diese Predigt. – Der Pastor Paulmann fügte zwar Trostgründe genug gegen die Schrecken des Todes hinzu, aber was verschlug das alles gegen die natürliche Liebe zum Leben, die trotz aller Schwärmereien, wovon Anton den Kopf vollgepropft hatte, dennoch bei ihm die Oberhand behielt.

Niedergeschlagnes und betrübten Herzens ging er zu Hause, und vierzehn Tage lang machte ihn diese Predigt melancholisch, die der Pastor Paulmann, wenn er gewußt hätte, daß sie noch auf zwei Menschen solche Würkung wie auf Anton tun würde, wahrscheinlich nicht würde gehalten haben.

So war Anton nun in seinem dreizehnten Jahre durch die besondre Führung, die ihm die göttliche Gnade durch ihre auserwählten Werkzeuge hatte angedeihen lassen, ein völliger Hypochondrist geworden, von dem man im eigentlichen Verstande sagen konnte, daß er in jedem Augenblick lebend starb. – Der um den Genuß seiner Jugend schändlich betrogen wurde – dem die zuvorkommende Gnade den Kopf verrückte. –

Aber der Frühling kam wieder heran, und die Natur, die alles heilet, fing auch hier allmählich an, wieder gutzumachen, was die Gnade verdorben hatte.

Anton fühlte neue Lebenskraft in sich; er wusch sich, und seine Hände rauchten wieder – es heulten keine Hunde mehr – das Huhn hörte auf zu krähen – und der Pastor Paulmann hielt keine Todespredigten mehr.

Theophobie

Angst vor Gott oder Religion

gr. θεός (theós) »Gott, Gottheit«

Die Angst vor Gott wird von Menschen geweckt, die eigene Ängste dadurch kompensieren, dass sie Gottesvorstellungen erwecken oder benutzen, um sich einen Macht- oder Bedeutungsvorsprung zu verschaffen. Zur Theophobie gehört der Prophet, der epileptische Anfälle hat und seine Vernichtungsängste bewältigt, indem er behauptet, von einem allmächtigen Wesen erfüllt zu sein, welches das ganze Weltall durchdringt. Die Geschichte zeigt, dass solche Propheten tatsächlich sehr macht- und auch unheilvolle Gestalten sind, die noch nach Jahrhunderten Menschen dazu bringen können, in ihrem Andenken jene zu töten, die sie nicht so ernst nehmen wie sie sich selber.

Psychologisch gesehen, ist Religion vor allem auch erweiterte Identifizierung. Jeder Glaube bietet mehr als die unmittelbare Möglichkeit, sich mit Eltern, Geschwistern, Verwandten, Nachbarn zu identifizieren. Der Mensch lernt durch Identifizierungen am besten, er hungert nach ihnen, er speichert sie, so lange er lebt. Voodoogläubige, die sich in Trance in gütige Ahnengeister, Kriegs- und Donnergötter oder verführerische Nixen verwandeln, stehen für dieses Urbild seelischer Grenzüberschreitung so gut wie Leser, die im Helden ihres Buches aufgehen.

Jede Religion scheint zwischen den Polen der Identifizierung und der Idealisierung zu schwingen. In der Identifizierung nähern wir uns dem Gott, verschmelzen mit ihm, nivellieren den Unterschied zwischen ihm und dem eigenen Ich. Hier ist Religion lebendig, persönlich, ganz dicht am Leben, an den Emotionen; es riecht nach Schweiß und Blut, es wird getanzt und getrommelt, Feuer brennt, Rauch steigt auf. Religion ist Totemfestmahl, Orgie, heilige Trunkenheit.

In der Idealisierung wird Gott der ganz andere, der weit entfernt und erhaben ist, dessen strenge Ordnung wir am besten in stummer Andacht, abgemessenen Schritts, vielleicht begleitet von keuscher Saitenmusik oder diszipliniert vielstimmigem Gesang feiern. Und häufig sehnen wir uns, wenn der eine Ausschlag des Pendels zu stark wird, nach dem anderen.

In der von Wissenschaftlern vorgetragenen Religionskritik urteilen fast immer Schriftgelehrte über andere Schriftgelehrte. Die Anmaßung der Theologen induziert eine Anmaßung der Kritiker. Wer schon öfter gefischt oder gejagt hat, der weiß, wo er die Beute treffen muss, um sie zu erlegen. Er könnte, wie der Maler einer Schützenscheibe, genau aufzeichnen, wo ein Blattschuss sitzen soll. Wer aber die Religion treffen will, dem nützt es wenig, wenn er in ein Fantasiebild einen Zielpunkt zeichnet und behauptet, er habe sie tatsächlich zur Strecke gebracht. (Aus: W. Schmidbauer, *Warum der Mensch sich Gott erschuf*, Stuttgart 2007)

Thermophobie

Angst vor Hitze

gr. θερμός (thermós) »warm, heiß«

Die Angst vor Hitze kann sich unter ungünstigen Umständen zur Panik steigern. Der Mensch ist nur in einem schmalen Temperaturbereich lebensfähig; in einem noch schmäleren fühlt er sich wohl. Während die Kälte der Polarzonen als lebensfeindlich gilt, ist es doch so, dass wir uns vor Kälte durch geeignete Kleidung besser schützen können als vor Hitze. Weil angesichts einer Überwärmung des Körpers das Blut an die Körperoberfläche geleitet wird, um möglichst viel Abkühlung zu erreichen, ist das Gehirn weniger durchblutet, damit sinkt auch die Fähigkeit, starke Gefühle zu kontrollieren. So erklärt sich die (übertriebene) Behauptung, dass Hitze verrückt macht, während wir von der Vernunft sagen, sie sei kalt.

Tomophobie

Angst vor chirurgischen Operationen

gr. τόμος (tómos) »Schnitt, Abschnitt«

Jeder hat schon erlebt, wie schnell und schmerzhaft ein scharfes Messer in menschliches Gewebe dringt. Während

Chirurgen sich das Grauen erfolgreich abgewöhnen, das die meisten Menschen bei solchen Vorstellungen befällt, kann es sich zur Phobie steigern, wenn unbewusste Aggressionen abgewehrt werden und sich daher die Aufmerksamkeit für die Grenze zwischen Ich/Nichtich »schärft«.

Topophobie

Angst vor bestimmten Orten oder Situationen

gr. τόπος (tópos) »Ort, Stelle, Gegend, Platz, Gelegenheit«

Die Bühne oder das Rednerpult ist ein gefürchteter Platz; ein anderer ist etwa die Turmspitze, die schmale, geländerlose Brücke über einen Abgrund. Das deutsche Wort »Lampenfieber« für die häufigste Form der Topophobie erfasst die Angstdynamik sprachlich genau. Das Scheinwerferlicht bedeutet: Jetzt werde ich sichtbar, jetzt schauen mich alle an und prüfen, was ich leiste und was nicht. Aus den Berichten von Soldaten vor einem Angriff oder von Schauspielern vor ihrem Auftritt wissen wir, dass Angst vor allem durch Erwartung ausgelöst wird. Sobald der Kampf beginnt, ist der Soldat ruhig, der vorher zitternd im Schützengraben hockte und sich übergeben musste. Sobald der Schauspieler die Bühne betreten und die ersten Sätze gesprochen hat, macht sein Lampenfieber einer besonderen Geistesklarheit und Willensschärfe Platz.

Kleine Angstspannungen steigern die seelische und körperliche Leistungsfähigkeit; heftige Angst hingegen blockiert die geistige Konzentration, lähmt die Bewegungen und engt die Wahrnehmung ein. Während die normale Angst vor einer wichtigen Situation, deren Gelingen intensiv gewünscht wird, im Erleben der ersten erfolgreichen Schritte verschwindet, bleibt die neurotische Angst bestehen und lähmt die geistige Leistung.

Traumatophobie

Angst vor Verletzung

gr. τραῦμα (traũma) »Wunde, Verletzung«

Es ist für ein intelligentes, reich mit Wahrnehmungsmöglichkeiten und Fantasietätigkeit ausgerüstetes Wesen wie den Menschen gewiss nicht leicht, den Mittelweg zwischen einem lähmenden Übermaß und einer riskanten Unterdrückung von Angstsignalen zu finden. Während immer noch zu viele Verantwortliche die Gefahren der Klimakatastrophe und der Umweltvergiftung viel zu wenig fürchten, können andere nicht mehr schlafen, weil sozusagen ein wenig Zugluft in ihr Angst abwehrendes Gehäuse dringt. Es wäre am besten, die Angstsignale immer wieder auf »neutral« zu stellen; in Wahrheit aber reagieren sie überempfindlich, wenn angesichts einer traumatischen Überforderung der Psyche (jenes inneren Systems, das uns vor übergroßen Reizen schützen soll) der Reizschutz zusammengebrochen ist. Das gebrannte Kind sollte nur das Feuer scheuen, es scheut aber oft auch die Wärme und das Licht, welche es zu seiner künftigen Entwicklung bräuchte.

Tremophobie

Angst vorm Zittern

lat. tremor »das Zittern, Beben«

Angst beeinflusst den Muskeltonus; extreme Angst führt zum Beispiel zu unwillkürlicher Blasenentleerung oder aber zu kompletter Harnverhaltung. Zittern bis zum Zähneklappern ist eine typische Panikreaktion. Wir beginnen neben anderen Ursachen auch dann zu zittern, wenn wir Muskelgruppen überspannen – und wir überspannen sie, wenn wir ängstlich darauf achten wollen, auf gar keinen

Fall zu zittern, weil wir doch einem oder mehreren Menschen beweisen wollen, dass wir gar keine Angst haben und absolut cool sind. Kurzum: Die Tremophobie ist eine der Ängste, die sich durch Angstbegleiter selbst verstärkt; wer auf keinen Fall zittern will, weil er sich schrecklich dafür schämt, zittert wahrscheinlich mehr und heftiger als der Ausgeglichene, der »Na und!« denkt, wenn er beim Unterschreiben vor dem Notar oder beim Füllen der Kaffeetasse des Chefs zu zittern beginnt.

Trichinophobie

Angst vor Trichinose

Med. Trichinose, von engl. trichina »Haarwurm«, zu gr. τρίχινος (tríchinos) »aus Haaren bestehend«

Trichinen sind Parasiten, die es sich im Fleisch ihrer Wirtstiere gemütlich machen, nach Wirtswechsel aber den Menschen, der dieses Fleisch gegessen hat, lebensgefährlich zusetzen können. Die Trichinose war früher eine verbreitete Erkrankung, die dazu führte, dass der Genuss des besonders oft von Trichinen verseuchten Schweinefleischs teilweise rituell verboten wurde. Seit das Mikroskop erfunden ist, konnten die früher unsichtbaren Parasiten vom Fleischbeschauer erkannt und verseuchtes Fleisch vermieden werden. Dennoch blieb die Angst erhalten und wird Kindern etwa in der Form eingeimpft, dass sie auf gar keinen Fall rohes Fleisch essen sollen.

Triskaidekaphobie

Angst vor der Zahl Dreizehn

gr. τρισκαίδεκα (triskaídeka) »Dreizehn«

Die Zahl Dreizehn gilt seit langem als unheilkündend, manchmal aber auch als besonders heilig. Das liegt daran, dass sie die uralte Lebensgliederung in zwölf Abschnitte (Monate, Tierkreiszeichen, Stunden) und zwölf (Planeten-) Götter bzw. Jünger oder Propheten überschreitet. Wenn etwas besonders Schlimmes passiert, will uns dieser Aberglaube sagen, ist das außerhalb der normalen »Tagesordnung« – »jetzt schlägt's aber dreizehn« kommt nicht vor, die Glocke schlägt immer nur höchstens zwölfmal. Es gibt milden Aberglauben oder phobischen; milde, wenn jemand eine Reise, über deren Beginn er frei entscheiden kann, nicht am 13. Antritt; phobisch, wenn er aus diesem Grund lieber einen doppelt so teuren Flug bezahlt.

Trypanophobie

Angst vor Injektionen

gr. τρύπανον (trýpanon) »Bohrer«

Die Möglichkeit, flüssige Stoffe durch eine Nadel direkt in die Blutbahn oder in das Gewebe unter der Haut zu spritzen, hat der Behandlung Kranker einen großen technischen Fortschritt beschert, aber auch die früher unbekannte Trypanophobie erzeugt. Solche Ängste beziehen sich weniger auf den (geringen) Schmerz als auf den Moment, ihn kommen zu sehen und zu akzeptieren, dass er den Ängstlichen von Personen zugefügt wird, denen sie sich ausgeliefert fühlen. Daher signalisiert die Trypanophobie oft Ängste von Kindern und Erwachsenen vor einem »Bösewerden« der Person, an die sie sich gebunden und von der sie sich abhängig fühlen.

Uranophobie

Angst vor dem Himmel

gr. οὐρανός (ouranós) »Himmel«

Die Angst vor dem Himmel beruht in den meisten Fällen auf einer Verschiebung – beispielsweise von unten nach oben: Der Himmel wird wie ein Abgrund erlebt, in den die Betroffenen stürzen könnten. Dann kann jeder Aufenthalt im Freien eine Panikattacke auslösen. Realistischer wären solche Ängste bei Lichtallergie, während es die Furcht der tapferen Gallier, der Himmel könne ihnen auf den Kopf fallen, in der psychologischen Praxis nicht gibt.

Urophobie

Angst vor Urin

gr. οὖρον (oũron) »Urin, Harn«

Die Entleerung der Blase ist kompliziert, weil der Mensch nicht reflektorisch die Blase entleert, sobald diese gefüllt ist, sondern einen Drang dazu verspürt, den er unterdrücken kann und dem er erst am richtigen Ort nachzugeben pflegt. Das führt dazu, dass diese Kontrolle »zu gut« gelernt wird, wenn Eltern ihre Kinder durch Beschämung und Entwertung möglichst schnell »sauber« haben wollen. Im Unbewussten kann sich dann die Scham und Peinlichkeit auf den gesamten Vorgang und seinen »Inhalt« ausweiten; der Urin gilt als schmutzig, giftig, widerwärtig, was alles nicht zutrifft – er wurde in der Volksmedizin ebenso verwendet wie beispielsweise in der Färberei.

In einer Radiosendung und später in mehreren Büchern hat Carmen Thomas (*Ein ganz besonderer Saft*) Material gegen die Einfallslosigkeit zusammengetragen, welche den zivilisierten Umgang mit Urin prägt. Sie deckt verschiedene, tabuisierte Verwertungsmöglichkeiten auf:

Mit Urin betupfte Pickel heilen schneller, mit Urin zu gurgeln hilft gegen Halsentzündungen, mit Urin durchnässter Sand ist ein tauglicher Wundverband. Urin lässt sich gut zu allen möglichen Reinigungsarbeiten, vom Wäschewaschen bis zum Fensterputzen oder Haarewaschen, verwenden. In der Schweizer Armee soll es üblich sein, das Taschenmesser nach Gebrauch unter dem Urinstrahl zu säubern. So wird verhindert, dass die Angel des Klappmessers durch eingetrockneten Obstsaft verklebt. Urin ist bei gesunden Personen praktisch steril.

In manchen Formen der Naturheilkunde, vor allem in Indien, gilt ein Glas Eigenurin, jeden Morgen getrunken, als wahrer Jungbrunnen und Antidepressivum. (Nach: W. Schmidbauer, *Die einfachen Dinge*, München, 2003)

Vaccinophobie

Angst vor Impfungen

Med. Vaccination, lat. vaccinia »Kuhpocken«, von lat. vacca »Kuh«

Durch eine harmlose »Impfung« mit einem abgeschwächten oder ungefährlichen Erreger die menschliche Immunabwehr so zu aktivieren, dass die »wirkliche« Infektion keinen Schaden mehr anrichten kann, hat viele Tod und Schrecken verbreitenden Seuchen besiegt, nicht aber die Angst vor etwas Bösem, das eindringt und Schaden anrichtet. Das extrem seltene Risiko von Erkrankungen durch Impfung wird bei Menschen mit einer gestörten Aggressionsverarbeitung zur tödlichen Gefahr für ihre Kinder; sie sind zu einer vernünftigen Risikoabschätzung nicht mehr fähig. Vermutlich wurde die Vaccinophobie auch dadurch induziert, dass manche Staaten Impfungen (etwa gegen Pocken) als Zwangsmaßnahme einführten. So wurden Aggressionen gegen diesen Zwang geweckt, welche wiederum die Ängste verstärkten.

Virginitiphobie

Angst vor Entjungferung

lat. virginitās »Jungfräulichkeit, Unschuld«

Ein Tabu umgibt die Jungfräulichkeit. Auch bei Liebenden hat der erste Sexualverkehr in der Fantasie und oft auch in der Realität eine Nuance von Gewalt. Rein anatomisch gesehen empfinden keineswegs alle Frauen Schmerzen oder bluten, wenn sie zum ersten Mal Sex haben. Aber der Mythos will es so; Frauen und Männer kultivieren entsprechende Ängste. Freud beschreibt eine Frau, die darüber neurotisch wurde, dass ihr Ehemann in der Hochzeitsnacht den Verkehr nicht vollziehen konnte und schließlich mit der Bemerkung, er müsse sich sonst vor dem Personal schämen, ein Fläschchen roter Tinte über das Laken goss.

Xenoglossophobie

Angst vor fremden Sprachen oder Wörtern

gr. ξένος (xénos) »fremd, fremdländisch, fremdartig, Fremder«,
gr. γλῶσσα (glõssa) »Zunge, Redegabe, Äußerung, Sprache«

Manche Menschen können eine tief sitzende soziale Phobie, welche ihnen Misstrauen gegen Menschen schlechthin nahelegt, durch intensive Pflege von sozialen Kontakten ausgleichen. Sie fangen in jedem Eisenbahnabteil oder Wartezimmer sogleich ein Gespräch an und beruhigen sich dadurch. Sobald sie aber in eine Umgebung geraten, in der niemand ihre Sprache versteht, erleben sie dieses hintergründige Misstrauen verschärft; eine Xenoglossophobie macht sich bemerkbar.

Xenophobie

Angst vor Fremden

gr. ξένος (xénos) »fremd, fremdländisch, fremdartig, Fremder«

Im Griechischen heißt *Xenos* sowohl der Gast als auch der Fremde. Wer in traditionell geprägten Gebieten Griechenlands wandert, kann diese Doppelbedeutung noch am eigenen Leib erfahren, wenn er von wildfremden Hirten oder Bauern herzlich bewirtet wird. In der modernen, auch ohne den Einfluss der Migranten stark von beweglichen Individuen bestimmten Großstadt ist der Fremde nur noch fremd, er ist sozusagen verschärft fremd, weil es ohnedies täglich viel Neues, Fremdes zu verarbeiten gilt, anders als in der Welt eines Schafhirten, der seit vielen Jahren nur eine Landschaft kennt. Daher hat sich die Neugier auf den Gast, den man genauer kennenlernen will, in die Angst vor Reizüberflutung und Überfremdung, kurz: in die Xenophobie, verwandelt, welche von Demagogen missbraucht wird.

Xerophobie

Angst vor Trockenheit

gr. ξηρός (xērós) »dürr, trocken«

Wasser ist – nach Atemlust und Wärme – überlebenswichtig. In schattenloser Wüstenhitze reicht ein wasserloser Tag, um einen Menschen halb wahnsinnig zu machen. Durch das eingedickte Blut bricht der Kreislauf zusammen, Gehirn und Herz werden nicht mehr versorgt, der Tod kann binnen kurzer Zeit eintreten. Daher ist die Xerophobie in bestimmten Gebieten der Erde lebensrettend; in anderen dürfte sie die Menschen nur in dem übertragenen Sinn beschäftigen, dass ein Gefühl der Feuchtigkeit (lateinisch: *humor*) angenehm ist und ein trockener Mund, trockene Augen und trockene Sexualorgane einerseits durch Angst herbeigeführt, anderseits selbst zum Anlass einer Phobie werden können.

Zelophobie

Angst vor Eifersucht

gr. ζῆλος (zẽlos) »Eifer, Eifersucht«

Die Angst vor Eifersucht kann Liebesbeziehungen erhalten, aber auch gefährden. Sie drückt immer auch Misstrauen in die eigene und die gemeinsamen Fähigkeiten aus, Beziehungskrisen zu bewältigen und sich auf eine stabile, gegenseitige Bestätigung und Befriedigung hinzubewegen. Eine Zelophobie kann entweder dazu führen, dass alle Beziehungen so angelegt sind, dass niemals Eifersucht auftreten kann. Wer Trappist wird, nur noch Gott liebt und sich durch Schweigen von anderen isoliert, verkörpert hier das eine Extrem; Don Juan, der jede Frau am Tag nach ihrer Eroberung verlässt, das andere Extrem. In milderen Fällen führt die Zelophobie zu dem immer wieder beschriebenen Phänomen, dass der betrogene Partner nie oder erst spät von einer Untreue erfährt, von der andere, welche längst nicht so aufmerksam sein müssten wie er, schon lange wissen.

Zeusophobie

Angst vor Gott beziehungsweise Göttern

gr. Ζεύς (Zeús) »Zeus, oberster griechischer Gott«

Zeus, der die Eidbrecher sogleich mit einem Blitz erschlug, ist ein brauchbares Symbol für den strafenden Aspekt Gottes, in den eigene, rachsüchtige Tendenzen projiziert werden. In vielen Kulturen ist diese Möglichkeit, Kindern über die sinnlich erkennbare Reichweite der Eltern hinaus Angst zu machen und sie zur Anpassung zu zwingen, ein wichtiger Anlass, Vorstellungen über Gott, Götter, Teufel, Hexen und Dämonen zu entwickeln. Zeus allerdings scheint ein relativ tolerantes Beispiel für einen Angst einflößenden Gott; es hieß, dass er angesichts seines eigenen, leicht chaotischen Liebeslebens die gebrochenen Schwüre Liebender nicht zu bestrafen pflegte.

» Michel Houellebecq, *Traum von der Unsterblichkeit*

Damit wir uns richtig verstehen: Das Leben ist nicht schlecht, so wie es ist. Immerhin haben wir uns einige Menschheitsträume erfüllt. Wir können fliegen. Wir können unter Wasser atmen. Und wir haben einige nützliche Haushaltsgeräte erfunden, etwa den Computer.

Die Schwierigkeiten beginnen mit dem menschlichen Körper. Das Gehirn zum Beispiel ist ein Organ de luxe. Denn die Menschen sterben, ohne je die Fähigkeiten des Gehirns richtig ausgeschöpft zu haben. Doch nicht der Kopf ist zu groß – das Leben ist zu kurz. Wir altern schnell und zerfallen bald zu Staub. Und warum? Wir wissen es nicht einmal. Und selbst wenn wir es wüssten, würden wir uns kaum damit abfinden.

Es ist sehr einfach: Der Mensch will leben, aber er muss sterben. Deshalb ist sein größter Wunsch der Wunsch nach Unsterblichkeit. Natürlich kann sich niemand vorstellen, wie es wäre, ewig zu leben. Aber man kann davon träumen.

In meinem Traum vom ewigen Leben muss nicht viel passieren. Ich wohne vielleicht in einer Grotte. Ja, ich finde Grotten sympathisch. Es ist dort angenehm dunkel und kühl. Ich fühle mich sicher und geborgen. Schon oft habe ich gezweifelt, ob es seit dem Bestehen von Grotten wirklichen Fortschritt gegeben hat. Wahrend ich also ruhig dasitze, die Geräusche des Meeres höre und von freundlichen Wesen umgeben bin, fällt mir ein, was ich abschaffen möchte auf der Welt: Flöhe und Raubvögel. Geld und Arbeit. Und möglicherweise auch Pornofilme und den Glauben an Götter.

Irgendwann beschließe ich, mit dem Rauchen aufzuhören. Statt Zigaretten nehme ich lieber Pillen, die einen ähnlich stimulierenden Effekt auf mein Denken haben. Außerdem steht mir eine große Auswahl synthetischer Drogen zur Verfüggung. Jede dieser Drogen erweitert die Wahrnehmung. Auf diese Weise kann ich Ultraschall hören und ultraviolettes Licht sehen – und noch einige Dinge mehr, von denen ich jetzt noch nichts weiß.

Ich sehe übrigens ein bisschen anders aus als früher. Nicht nur jünger, ich bin auch anders gebaut. Ich habe jetzt vier Beine, das ist fantastisch. Ich stehe viel besser. Ich stehe fest auf der Erde, und selbst wenn ich zu viel trinke, habe ich keine Angst umzufallen. Überhaupt wirft mich im Gegensatz zu den früheren Menschen, den Kängurus oder den Pinguinen, nichts mehr so leicht um. Noch etwas ist anders: Ich brauche keine Kleidung mehr. Kleidung ist lästig. Egal, wie sie aussieht. Sie behindert die Atmung meiner Haut. Nackt fühle ich mich freier. Und das Wichtigste: Ich bin weder männlich noch weiblich, ich hin beides – ein Hermaphrodit.

Früher konnte ich nur ahnen, wie es sich anfühlt, wenn jemand in mich eindränge, denn ich war nicht homosexuell. Jetzt kann ich es spüren. Das ist eine grundsätzliche Erfahrung. Ich habe lange darauf gewartet.

Ich habe keine Wünsche mehr. Einige Leser werden

sich jetzt vielleicht fragen, ob das Leben selbst in der schönsten Grotte und mit den attraktivsten Mitbewohnern nicht doch irgendwann langweilig sein wird – nach tausend oder zehntausend oder von mir aus hunderttausend Jahren.

Nein, das glaube ich nicht. Zumindest nicht für mich. Ich fände es nicht einmal langweilig, bis in alle Ewigkeit genau dasselbe zu tun, wenn ich es gerne tue.

Ich gehe sogar noch weiter und sage: Das einzig wahre Glück liegt in der Wiederholung. In der monotonen Wiederkehr des Immergleichen. So ist es beim Tanz, wenn ich einen Schritt beherrsche und einfach nur immer weiter tanzen möchte. So ist es in der Musik, bei einem Stück wie »Autobahn« von Kraftwerk. Und so ähnlich ist es auch beim Sex: Wenn es vorbei ist, will ich es bald wieder tun.

Das Glück ist also eine Sucht. Eine Sucht, die genauso auf einen chemischen Stoff zielen kann wie auf einen Menschen. Und wenn ich meinen Stoff oder meinen Menschen gefunden habe, brauche ich nichts anderes mehr.

Wirklich langweilig ist nur die Abwechslung, das täglich Neue: die neuen Produkte, die neuen Meldungen – eben das, was angeblich so aufregend sein soll.

Ich habe also das Glück gefunden. In meiner Grotte fehlt mir nichts. Wenn ich Lust habe, kann ich baden. Draußen ist es hell und sonnig. Ich denke kurz an Deutschland, wo die Menschen dicht gedrängt auf engstem Raum gelebt haben. Und ich bin froh, dass es im Paradies keine Überbevölkerung gibt. Die Menschen dürfen ihren Wohnort frei wählen. Sie fahren Auto, so viel sie wollen.

Ich reibe mir die Augen und stelle fest, dass mein Traum doch sehr flüchtig ist. Ich zünde mir eine neue Zigarette an. Ich beiße auf dem Filter herum. In Wirklichkeit gibt es für mich keine Harmonie mit dem Universum.

Wenn ich einen Moment der Freude empfinde, zum Beispiel beim Betrachten einer Landschaft, weiß ich gleichzeitig, dass ich nicht Teil dieser Landschaft bin. Die Welt ist mir fremd. Ich kenne keinen Ort, an dem ich mich zu Hause fühle. Auch Gott kann die Widersprüche nicht auflösen. Ich glaube nicht an Gott. Gott ist nicht notwendig, weder hier noch im Paradies. Ich glaube an die Liebe. Sie ist das Einzige, was wir haben. Sie ist viel besser als ein Fitnessprogramm. Sie ist besser als Sport.

Vielleicht wird mein Traum vom ewigen Leben irgendwann Wirklichkeit. So oder so ähnlich. Ich bin dann ein Wesen mit Beinen oder Flügeln oder Tentakeln. Vielleicht werde ich es selbst nicht erleben. Doch anders als die meisten Menschen habe ich kaum Angst vor dem Tod. Mit dem Älterwerden entdecke ich langsam meine Jugend wieder, an die ich mich lange Zeit nicht erinnern konnte. Und wenn es mir manchmal sehr schlecht geht, finde ich Trost in meiner Arbeit. Meine Bücher verleihen mir schon jetzt eine gewisse Art von Unsterblichkeit.

Index

Der Verlag dankt den Münchner Kammerspielen
für die Inspiration zu diesem Buch.

1. Auflage 2007

Coverdesign: dieSachbearbeiter.innen, Berlin / Chrish Klose
Redaktion: Wolfgang Farkas, Hendrik Rohlf
Ableitungen: Michael Spillecke
Typographie + Satz: Frese, München
Druck und Bindung: Aalexx, Großburgwedel
Printed in Germany

ISBN 978-3-936738-33-9

www.blumenbar.de

Gerne schicken wir Ihnen unser aktuelles Verlagsprogramm.
Nachricht an look@blumenbar.de genügt.

Textnachweise

S. 34ff. Matthias Hirth, *Angenehm, Erziehungsroman einer Künstlichen Intelligenz* (Auszug), München 2007, © by Blumenbar mit freundlicher Genehmigung des Autors; S. 45f. Helge Timmerberg, *Yogi Kashinat* (Auszug), entnommen aus: *Osten, In 26 Geschichten um die Welt*, München 2003, © by Blumenbar mit freundlicher Genehmigung des Autors; S. 55ff. Edgar Allen Poe, *Die Grube und das Pendel* (Auszug), erstmals erschienen 1843 unter dem Titel *The Pit and the Pendulum*; S. 79f. Franz Kafka, *Tagebucheintrag 21. Juli 1913*, Frankfurt 1951; S. 103 ff. Gebrüder Grimm, *Märchen von einem, der auszog, das Fürchten zu lernen*, erstmals erschienen 1812 in *Kinder- und Hausmärchen*; S. 137f. Hermann Melville, *Moby Dick oder Der Wal*, Roman (Auszug), aus dem amerikanischen Englisch von Wolfgang Farkas, erstmals erschienen 1851 unter dem Titel *Moby-Dick; or, The Whale*; S. 150 ff. Hermann Ungar, *Die Verstümmelten*, Roman (Auszug), Berlin 1923; 158ff. Franz Xaver Karl, *Fünf Tage im Juli*, Roman (Auszug), München 2007, © by Blumenbar mit freundlicher Genehmigung des Autors; S. 183 ff. Franziska Gräfin zu Reventlow, *Der Geldkomplex*, Roman (Auszug), München 1916; S. 198 ff. Elfriede Jelinek, *Verstörung*, Erstveröffentlichung, © by Elfriede Jelinek, vertreten von Rowohlt Theater Verlag, Reinbek bei Hamburg; S. 229, Thomas Meinecke, *Kleine Angst*, Erstveröffentlichung, © by Thomas Meinecke mit freundlicher Genehmigung des Autors; S. 232ff. Hunter S. Thompson, *The Rum Diary*, Roman (Auszug), Aus dem amerikanischen Englisch von Wolfgang Farkas, München 2004, © by Hunter S. Thompson mit freundlicher Genehmigung von Random House, München; S. 244 ff.; Karl Philipp Moritz, *Anton Reiser, Ein psychologischer Roman* (Auszug), Berlin 1785; S. 260ff. Michel Houellebecq, *Traum von der Unsterblichkeit*, © by Wolfgang Farkas, erstmals erschienen in Die Zeit, Hamburg 2000.